JN115077

公式テキスト

栄養検定

3級

はじめに

　私たちは、毎日、食物を食べることで生命を維持しています。

　ですが、実際に食べたものがどのように消化・吸収され、代謝されて体内で利用されているのかを具体的なイメージを持って理解している人は、意外と少ないのではないでしょうか。

　ヒトのからだのしくみはまだ解明されていないことが多くあります。一方で、この数十年で新しくわかったことも多くあります。

　ヒトのからだの中でさまざまな物質がどのような仕組みで利用されているのか、その機序を調べることは非常に難しいものです。健康な人を対象にした人体実験になるようなことはできないため、栄養に関する調査・研究は疫学の手法で行われることが多くあります。

　一般的に見ると、疫学の手法を使った調査・研究は、もやもやした結論に見えたり、研究が進むにつれて通説が変わることがあり得る分野ともいえます。

　近年、そうしたハンディがあるにもかかわらず、さまざまなからだのしくみと栄養との関連が明らかになってきています。

　栄養学の分野は、進化する調査・研究の成果をキャッチアップしていくことが非常に大切な分野ということができます。

　栄養検定3級では、新しい知見も踏まえつつ、消化・吸収やエネルギー代謝のしくみ、各栄養素の働きについて、詳細に学んでいただくことができます。

　栄養学の中では、基本かつ中心となる重要な分野を3級で学んでいただき、日々の生活に役立てていただくことを願っております。

2023年10月
一般社団法人日本栄養検定協会　代表理事
松崎　恵理

CONTENTS

本書の使い方

◉このテキストは、栄養検定3級の公式テキストです

　本書は、栄養検定3級の公式テキストです。

　栄養検定とは、栄養学の基本を学ぶための検定です。食べ物がどのように消化・吸収・代謝されるのかを理解し、日本人の食事摂取基準に掲載されている栄養素について学ぶことでバランスの良い食事の考え方を理解できます。

　本書では、これら基礎的な栄養学の知識を学ぶことで、健康的な食生活とはどのようなものかを理解し、自らの健康維持に役立てることができるよう構成されています。本書の内容および栄養検定試験問題は、厚生労働省発表の「日本人の食事摂取基準2020年版」に対応した内容となっていますので、安心して学習を進めていただけます。

① 本書の内容

　3級は、私たちのからだのしくみ、消化、吸収、代謝の働きについて、また炭水化物、脂質、たんぱく質、ビタミン、ミネラルの詳しい内容について、さらに食品添加物について学ぶことができます。難易度は、概ね栄養士養成過程で学ぶ内容と同じ程度です。学習の仕方としては、まず、3級の内容を章の順番通りに学習されることをおすすめします。1つの章は、おおむね1〜2週間程度で学習を進めるとよいでしょう。

　以前、栄養学を学んだことのある方の知識のブラッシュアップにも適しています。

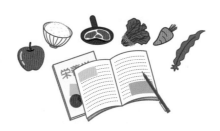

② おすすめの学習の流れ

　本書はどのページから学んでも、必要な知識を学ぶことができますが、より効果的な学習方法を紹介します。

3級の各章の学習の ポイントを確認	各章の扉に記載されている学習のポイントを確認しておきましょう。該当の章でどんなことを学ぶのかをあらかじめチェックしておきます。
章の文章を読み進める	本文を読み進めます。該当箇所にある表や図版の内容と本文を見比べて、本文の内容と一緒に理解するようにしましょう。
欄外のメモを確認する	欄外に記載のあるメモや重要語句、用語解説は本文の理解を助けるものです。内容を確認するとともに、しっかり覚えるようにしましょう。
学習の内容をまとめる	テキストで学習した内容をノートに書き出してみましょう。理解した内容を自分の言葉も加えて自分なりにノートなどにまとめてみるとより理解が深まるでしょう。

③ 重要語句、用語解説、メモについて

　本文とは別に、重要語句、用語解説、メモを欄外に記載しています。これらも試験の出題範囲となっていますので、しっかり覚えましょう。

テキストの内容を学ぶ上で覚えておくべき重要な語句を解説しています。しっかり覚えるようにしましょう。

栄養学を学ぶ上で必要な用語や関連する分野の用語です。どのような意味の用語なのかを理解しておきましょう。

学んでいる内容に付随した情報です。理解を深めるのに活用しましょう。

栄養検定受検のご案内

　本書で学んだら、栄養検定試験に挑戦してみましょう。栄養検定試験は、全国にある会場のパソコンを使って受検できるので、受検期間中、ご自分の都合に合わせて受検が可能です。

受検資格 ▶ どなたでも受検することができます。

受検期間 ▶ 概ね年に2回。詳しい受検期間はホームページにて確認してください。

受検方法 ▶ CBT試験

　CBT試験のCBTとは、Computer Based Testing方式の略で、CBT会場でコンピュータ（パソコン）を使って受検するシステムのことです。栄養検定のCBT試験会場は、全国すべての都道府県にあります。受検申込ページでご都合のよい会場を選び、さらに、ご都合のよい受検日時を選んで受検いただきます。

① 受検申込方法

栄養検定ホームページの「栄養検定受検ページ」の申込みボタンをクリックして、以下のページに移ります。
URL https://cbt-s.com/examinee/examination/eiyoukentei.html

CBT試験のページに入ったら、会員登録を行います（既に登録済みの場合は、ログインする）。
なお、このページの右上から全国のテストセンターの場所の一覧と各テストセンターの空席情報を確認することができます。

会員登録を行うと、登録したメールアドレスに「受検者登録URLのお知らせ」というメールが送られてきますので、会員登録を完了します。

会員登録後、受検したい級、会場、日時を選んで受検を予約してください。それから受検料の支払いページに移り、手続きを完了させてください。

手続きを完了すると、受検日程などが会員登録したメールアドレスに送付されます。

② 受検当日について

● 受検日当日は、予約した会場に5〜30分前までに到着してください。遅刻すると受検できない場合があります。
　※CBT試験会場は、栄養検定以外の検定試験も行っています。

● 問題は、パソコンの画面上に表示されます。解答を選択肢の中から選び、正しいと思う解答をクリックして、次の問題にすすみます。

● 試験時間が終了したら、結果をその場で受け取ることができます。合格された方は、登録時の住所宛に後日、認定証が郵送されます。大切に保管しておきましょう。

第 1 章

消化と吸収

細胞のしくみを理解します。消化と吸収のしくみ、消化管と消化腺の働きについて学びます。また栄養素ごとの消化・吸収のしくみについて理解します。

- 細胞のしくみを理解する。
- 消化・吸収の定義と分類を理解する。
- 消化の調節がどのように行われているのかを理解する。
- 消化管と消化腺について、それぞれの働きと特徴を理解する。
- 吸収した栄養素の輸送経路を理解する。
- 栄養素ごとの消化・吸収について、そのしくみとどのような酵素が働いているのかも含めて理解する。

消化と吸収

細胞のしくみ

　わたしたちのからだは、細胞からできています。細胞には、筋細胞、上皮細胞、神経細胞などさまざまな細胞がありますが、その構成要素はほとんどの細胞で同じです。

　細胞は、細胞膜によって仕切られており、細胞膜の中には細胞質と細胞小器官(オルガネラ)が存在します。細胞の中には核がありますが、これも細胞小器官のひとつです。

　細胞質は、細胞膜の内側で核の外側の部分をいい、大きく分けて細胞小器官と液体成分からなる細胞質基質があります。細胞質基質は、ほとんどが水分ですが、酵素や電解質も含んでいます。細胞小器官には、リボソーム、小胞体、ゴルジ装置、リソソーム、ミトコンドリアなどがあります。

リボソーム：小さな顆粒状の構造物で、DNAのコピーであるメッセンジャーRNA(mRNA)を使ってたんぱく質をつくりだしています。

小胞体：膜状の構造物で、表面にリボソームが付着しているものは、ざらざらしている様子から粗面小胞体といわれる。リボソームで作られたたんぱく質は、小胞体の中を通ってゴルジ装置に輸送されます。リボソームが付着していない小胞体では、脂質代謝やカルシウムの貯蔵などが行われています。

ゴルジ装置：リボソームで作られたたんぱく質を濃縮したり、細胞外に放出、細胞膜に組み込むなどの働きをしています。

リソソーム(ライソソーム)：加水分解酵素を含んでおり、細胞内の異物や不要物を処理します。

ミトコンドリア：細胞の活動エネルギーとなるATPを合成しています。ミトコンドリアの中には、エネルギー産生を担うTCA回路と電子伝達系が存在し、ATPを作り出し、同時に水や二酸化炭素を放出しています。

核：核には、遺伝情報を伝えるDNA (デオキシリボ核酸)が存在します。

　また、細胞内を正常に保つためのオートファジーという働きも存在します。オートファジーは、細胞内の物質を分解してリサイクルする働きで、細胞の新陳代謝、有害物の排除、免疫力の向上やさまざまな疾患の予防に関連していると

図 1-1 細胞のしくみ

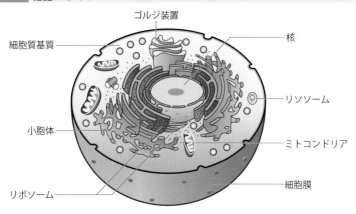

して研究が進んでいます。

消化のしくみ

(1) 消化・吸収とは

　口から摂取した食物は、最終的に小腸の細胞に取り込まれるまでの間に、胃や小腸などの消化管でさまざまな代謝をうけ、細胞が利用できる大きさまで変化します。栄養素が生体内に取り込まれるまでの変化の過程を消化といいます。そして、消化物が細胞内に取り込まれ、血液やリンパ液へ移送されることを吸収といいます。

酵素ってなんだ？

　酵素は、摂取した栄養素をさまざまな生体物質に変換する化学反応の触媒です。非常に大きなたんぱく質の分子でできています。　酵素たんぱく質は、高温で煮たり、強酸や強アルカリの環境では失活します。　酵素はその作用によって以下の6つの系統に分けられています。

- ・酸化還元酵素　・転移酵素　　・加水分解酵素
- ・脱離酵素　・異性化酵素　・合成酵素　・輸送酵素

図 1-2　消化器の構造と食物通過時間

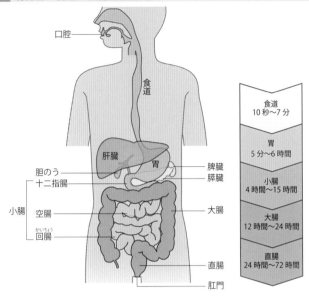

| 食道
10 秒~7 分 |
| 胃
5 分~6 時間 |
| 小腸
4 時間~15 時間 |
| 大腸
12 時間~24 時間 |
| 直腸
24 時間~72 時間 |

　消化は大きく3つに分類できます。一つは、口腔内で咀嚼、嚥下、胃腸での蠕動運動などによる「機械的消化」です。唾液、胃液、膵液などに含まれる消化酵素による消化は、「化学的消化」といい、食物成分を高分子から低分子へ加水分解します。これによって栄養素は細胞に取り込まれます。消化酵素で消化されなかった成分は、大腸内の腸内細菌の働きによって発酵・腐敗します。これを「生物学的消化」といいます。

(2) 消化の調節

　消化管の運動と働きは、自律神経と消化管ホルモンによって調節されています。消化器系の多くは、自律神経である交感神経と副交感神経によってコントロールされ、通常は、交感神経は消化器系の活動に抑制的に働き、副交感神経は消化器系の活動や消化液の分泌に促進的に働きます。

重要語句
唾液：唾液には消化作用のほか、抗菌作用、粘膜保護作用、歯の保護作用、口腔内の自浄作用などがあります。
消化管ホルモン：消化管で生成され、内分泌されるホルモンで、消化液の分泌や消化管の運動などを調節します。

メモ
栄養素が体内に取り込まれるということは、小腸で吸収されることで初めて体内に取り込まれたということになります。つまり、消化管内はまだ体の外側と考えます。

　消化作用を調節する消化管ホルモンのうち、胃から分泌されるガストリンは胃液の分泌促進に働き、十二指腸から分泌されるセクレチンは、膵液の分泌促進、胃酸とガストリンの分泌抑制などに作用します。

　小腸の吸収細胞の微絨毛に存在している膜消化酵素による消化を膜消化といいます。膜消化酵素には、グルコアミラーゼ（マルターゼ）、イソマルターゼ、スクラーゼ、ラクターゼといった糖質分解酵素やアミノペプチダーゼ、カルボキシペプチダーゼ、ジペプチダーゼといったたんぱく質分解酵素があります。

消化管と消化腺

　消化管は、口腔から食道、胃、小腸、大腸、肛門までつながっている1本の管のことで、長さは8〜10mほどあります。消化腺は、肝臓、胆のう、膵臓などを指します。消化管はほぼ共通の組織構造となっており、消化管の内側から順に粘膜、筋層、漿膜の3層で構成され、粘膜には消化液や粘液を分泌するさまざまな腺が存在しています。

（1）口腔

　口腔とは、口の中のことであり、摂取した食物を歯で噛み咀嚼、破砕して、唾液と混ぜ合わせます。唾液に含まれるα-アミラーゼがでんぷんを消化し、食物を細かく噛み砕くことで食物を嚥下しやすい状態にします。また食物の表面積を増やし、化学的消化を促進します。

（2）胃

　胃は、消化管の中でも最も大きく広がった器官であり、胃の食道側の入り口を噴門、十二指腸側の出口を幽門といいます。また、胃の上部にある膨らんだ部分を胃底といい、胃の粘膜表面には胃液が分泌される小さなくぼみ胃小窩が多数あります。胃は、飲食物を一時的にためて、その温度を体温と同じにするとともに、蠕動運動によって食物をかき混ぜ十二指腸へ送り出します。胃液には、胃酸（塩酸）とペプシノーゲンが含まれ、ペプシノーゲンは不活性型ですが、胃酸に触れることで活性型のペプシンになり、たんぱく質を分解します。また、幽門部にある幽門腺は、粘液や消化管ホルモンであるガストリンを分泌しています。

 蠕動運動：消化管が徐々にくびれることで食物の塊を移行させる働きを持ちます。主に食道から直腸までの運動をいいます。

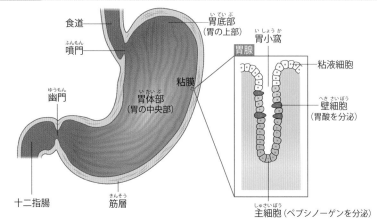

図 1-3　胃の構造

食道
胃底部（胃の上部）
胃小窩
噴門
胃腺
粘液細胞
幽門
胃体部（胃の中央部）
粘膜
壁細胞（胃酸を分泌）
十二指腸
筋層
主細胞（ペプシノーゲンを分泌）

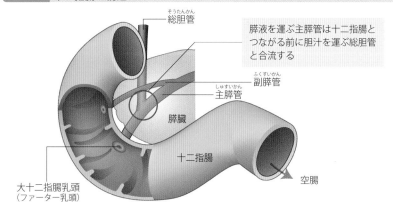

図 1-4　十二指腸の構造

総胆管
膵液を運ぶ主膵管は十二指腸とつながる前に胆汁を運ぶ総胆管と合流する
副膵管
主膵管
膵臓
十二指腸
空腸
大十二指腸乳頭（ファーター乳頭）

（3）小腸

　小腸は、胃から送られてきた食物を消化・吸収する消化管であり、直径３〜６cm、長さ６〜７mの管で胃に近い方から十二指腸、空腸、回腸に分けられます。

　十二指腸では、膵臓から外分泌された膵液と肝臓でつくられた胆汁が分泌されます。膵液は、たんぱく質、糖質、脂質などの消化酵素が豊富に含まれているため、十二指腸では消化が活発に行われています。空腸では、吸収の約90％が行われます。

　小腸の運動には蠕動運動、分節運動、振子運動があります。蠕動運動は小腸

図 1-5 小腸の構造

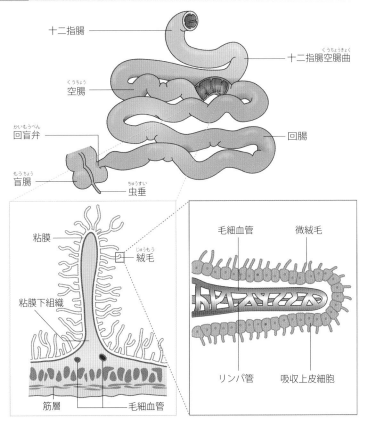

十二指腸

十二指腸空腸曲（くうちょうきょく）

空腸（くうちょう）

回盲弁（かいもうべん）

回腸

盲腸（もうちょう）

虫垂（ちゅうすい）

粘膜

絨毛（じゅうもう）

粘膜下組織

筋層

毛細血管

毛細血管

微絨毛

リンパ管

吸収上皮細胞

の内容物を先の方へ動かす役目があり、分節運動と振子運動は、食塊と消化液を混ぜ合わせる役目があります。小腸の内壁には、約50万個の絨毛があり、吸収された栄養素を運ぶための毛細血管やリンパ管が通っています。吸収された栄養素のうち、脂質のほとんどはリンパ管、グルコース（ブドウ糖）とアミノ酸は毛細血管から体内に運ばれます。絨毛の表面は吸収上皮細胞で覆われており、さらにその表面は、微絨毛と呼ばれる長さ 1 μm（マイクロメートル）の小さな突起で覆われています。

重要語句　微絨毛：小腸の表面積を広げて吸収効果を高める働きを持ちます。また、膜消化による栄養素の消化と必要な栄養素を選択的に吸収するという重要な機能も持っています。さらに細菌の取り込みを防ぐ役割もあります。

メモ　＊μm(マイクロメートル)：1mmの1000分の1。以前はミクロンとも読んでいたが、現在は国際単位としてマイクロメートルと読みます。

絨毛は吸収の盛んな空腸上部で特に発達しており、回腸に向かうにしたがって絨毛の高さと数は減少します。また、吸収上皮細胞の微絨毛膜には消化酵素が存在し、栄養素の消化吸収に重要な働きをします。

（4）大腸

大腸は、直径5〜7cm、長さ約1.6mで盲腸、結腸、直腸に分かれ、結腸は、上行、横行、下行、S状結腸に分かれています。

大腸壁は、小腸壁より薄く、内壁にはひだや絨毛がありません。

大腸では水分やミネラルの吸収が行われます。さらに大腸内にはおよそ1000種類以上、100兆個の腸内細菌が生息しているとされ、それらによって食物繊維などの栄養素は発酵作用を受け、糞便が形成されます。小腸から上行結腸に移行した内容物は、さらに横行結腸、下行結腸とすすみます。横行結腸より先の蠕動運動は、1日に数回しか起こらず、朝食後は、胃・結腸反射として、大腸の蠕動運動が大蠕動として大きく起こり、横行結腸からS状結腸にたまっていた糞便が直腸に移行して、便意を感じます。

図 1-6　大腸の構造

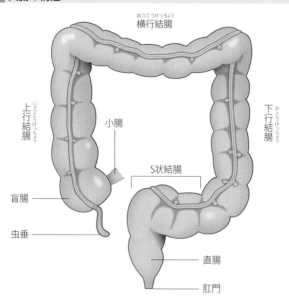

横行結腸

上行結腸

下行結腸

小腸

盲腸

S状結腸

虫垂

直腸

肛門

図 1-7　膵臓の構造

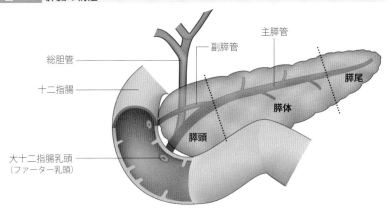

総胆管
十二指腸
大十二指腸乳頭
（ファーター乳頭）
副膵管
主膵管
膵尾
膵体
膵頭

（5）膵臓

　膵臓は、長さ約15cm、重さ80〜160gで胃の後ろに位置しています。膵液を生成し消化管内に外分泌しています。膵液は、炭水化物分解酵素のα-アミラーゼ、脂質分解酵素のリパーゼ、たんぱく質分解酵素のトリプシン、キモトリプシン、カルボキシペプチダーゼなどの消化酵素を豊富に含み、アルカリ性を示します。胃液によって酸性となった食物は、膵液によって中和されます。一方で膵臓に散在しているランゲルハンス島（膵島）からは、ホルモンであるインスリンやグルカゴンを血液中に内分泌しています。

（6）肝臓

　肝臓は、重さ1.2〜1.5kg（体重の約2％）の体の中で最大の臓器です。横隔膜直下の右上腹部にあり、右葉と左葉に分かれ、約50万個の肝小葉で構成されています。肝臓下面には門脈があります。門脈は胃、小腸、大腸、膵臓などの消化器系から静脈血を集めて肝臓に運ぶ静脈のことで、グルコースやアミノ酸といった主な栄養素の吸収経路として重要な役割を果たしています。肝臓は、人体の化学工場ともいわれ、各栄養素を分解・合成（代謝）するほか、胆汁の生成、アンモニアやアルコールなどの解毒、グリコーゲンなどの栄養素の貯蔵など多くの役割を担っています。また、総胆管は、肝臓で生成された胆汁を十二指腸に分泌しています。

!　**重要語句**　**内分泌と外分泌**：内分泌は、ホルモンなどが血液中など体内に分泌されることをいいます。外分泌は、消化液、汗、乳汁などが消化管内や体表に向けて分泌されることをいいます。

21

図 1-8　肝臓の構造

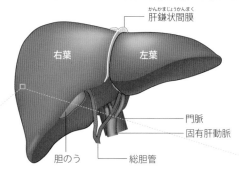

右葉　左葉

肝鎌状間膜（かんかまじょうかんまく）

門脈

固有肝動脈

胆のう　　総胆管

肝小葉

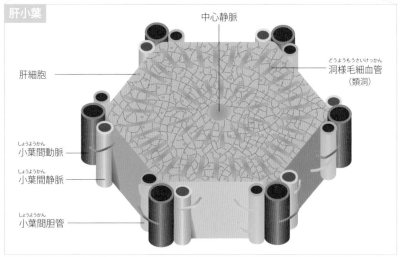

中心静脈

肝細胞

洞様毛細血管（どうようもうさいけっかん）（類洞）

小葉間動脈（しょうようかん）

小葉間静脈（しょうようかん）

小葉間胆管（しょうようかん）

消化管ホルモン

　消化管からは食物を消化するための酵素と消化管ホルモンが分泌され、消化の働きを調節しています。消化管には、消化管ホルモンを分泌する内分泌細胞があります。消化酵素の分泌を調節したり、消化管の動きをコントロールしているのが消化管ホルモンです。

　食物が胃に入った刺激により、ガストリンというホルモンが胃の幽門部から分泌されます。ガストリンは胃酸の分泌を促し、胃の運動を促進させる作用があります。一方、胃酸はガストリンの分泌を抑制するようにも働き、そのバランス

によって胃酸が適度に分泌されるように調節されています。

　食物は次に十二指腸に送られます。胃酸を含むことで強い酸性になった粥状の食物が刺激となり、十二指腸からセクレチンというホルモンが分泌されます。セクレチンは、膵液の分泌を促し、酸性になっている食物を中和します。また、セクレチンが分泌されるタイミングは、胃での消化が終了した時であるため、セクレチンは胃酸の分泌を抑制する作用もあります。

　十二指腸からはコレシストキニンというホルモンも分泌されます。コレシストキニンは、胆のうを収縮させ胆汁分泌を促進し、食品中の脂肪分を乳化させ消化しやすくしたり、膵液の分泌も促進します。また、視床下部に刺激を伝達することで摂食を抑制する働きもあります。

　さらに小腸下部では、GLP-1（グルカゴン様ペプチド）が分泌されます。GLP-1はインクレチンとしてインスリンの分泌を促すと同時に、胃の運動を抑制する働きもあります。

　このように、消化管ホルモンは次々と連動しながら消化を助けていきます。

　消化管ホルモンのおかげで、消化酵素は食物の通過に合わせタイミングよく、過不足なく分泌されます。

　食欲を亢進する働きをするのがモチリンやグレリンです。グレリンは空腹になると胃から血液中に分泌され、血液を流れたグレリンが脳の摂食調節部位に作

表 1-1　**生物学的機能別のたんぱく質の分類**

ホルモン	合成部位	生理作用
ガストリン	胃幽門部	胃酸分泌を促進、胃の運動を促進
セクレチン	十二指腸	膵液分泌を促進、胃酸分泌を抑制
コレシストキニン	十二指腸	胆のうを収縮させ胆汁分泌を促進、膵液分泌を促進、胃酸分泌を抑制
GLP-1（グルカゴン様ペプチド）	小腸下部	インスリン分泌を促進（食後の血糖コントロールに重要）、胃酸分泌を抑制
グレリン	胃体部	食欲を促進
モチリン	小腸	胃の空腹時の収縮運動を促進

インクレチン：インスリンの分泌を促すホルモンの総称。GLP-1のほか、GIPがある。
用語解説

用することで、食欲が刺激され空腹を感じます。また、ヒトが空腹を感じるとモチリンというホルモンの血液中の濃度が上昇します。モチリンは食事をはじめる前の準備として、胃や十二指腸の食物を押し流す働きをしています。

栄養素の消化・吸収

（1）栄養素の消化・吸収と輸送経路

　摂取した食品は、消化管を通りながら唾液や胃液、膵液などの消化液と混ざり合って消化が進みます。これを管腔内消化といいます。管腔内消化を経て、小腸の吸収細胞の微絨毛に存在している膜消化酵素によって吸収可能なレベルに分解されることを膜消化といいます。小腸の吸収細胞に取り込まれた栄養素のうち、水溶性の栄養素は毛細血管から門脈の輸送経路をたどります。門脈（静脈）を経て肝臓に集められ、肝臓からは肝静脈を通り、下大静脈と合流して右心房に入り全身に送られます。こうした輸送経路をたどるのは、アミノ酸、グルコース、水溶性ビタミン、ミネラル、短鎖及び**中鎖脂肪酸**などです。一方、脂溶性の栄養素は、小腸吸収細胞に吸収されリンパ管に入る輸送経路をたどります。リンパ

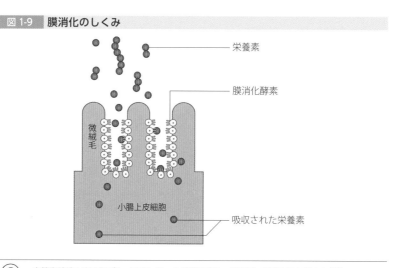

図 1-9　膜消化のしくみ

栄養素

膜消化酵素

微絨毛

小腸上皮細胞

吸収された栄養素

（?）用語解説　**中鎖脂肪酸**：炭素数が8、10のもの。中鎖脂肪酸は、門脈系で肝臓に取り込まれ燃焼されやすいです。そのため、中鎖脂肪酸を含む植物油には、トクホ（特定保健用食品）として「体に脂肪をためにくい」という機能性を表示して販売されているものがあります。

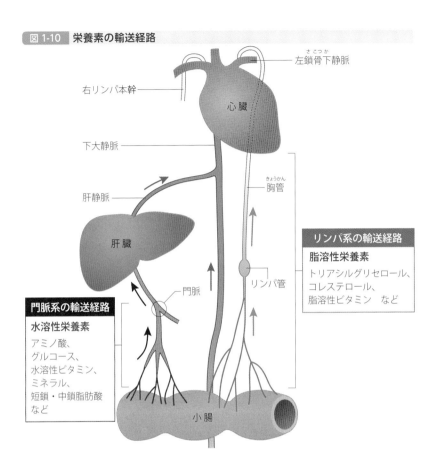

図 1-10 栄養素の輸送経路

心臓

左鎖骨下静脈（さこつか）

右リンパ本幹

下大静脈

肝静脈

胸管（きょうかん）

肝臓

リンパ管

門脈

リンパ系の輸送経路

脂溶性栄養素

トリアシルグリセロール、
コレステロール、
脂溶性ビタミン　など

門脈系の輸送経路

水溶性栄養素

アミノ酸、
グルコース、
水溶性ビタミン、
ミネラル、
短鎖・中鎖脂肪酸
など

小腸

管に入った栄養素は、胸管を経て左鎖骨下の静脈から血液に合流し全身に送られます。

(2) たんぱく質の消化・吸収

　たんぱく質は、たんぱく質分解酵素によって消化されます。胃液に含まれるペプシンによって消化されてポリペプチドになり、膵液に含まれるトリプシン、キモトリプシン、カルボキシペプチダーゼなどによってオリゴペプチドやトリペプ

用語解説

重要語句

ポリペプチド：2個以上のアミノ酸のペプチド結合によってできた化合物。アミノ酸の数が2個の場合ジペプチド、3個の場合トリペプチド、数個程度の場合をオリゴペプチド、10個以上をポリペプチドといいます。

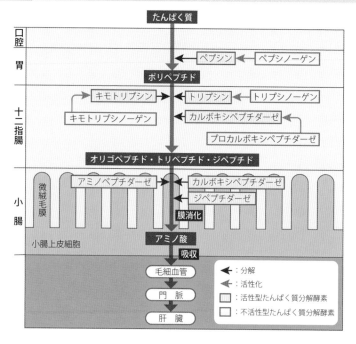

図 1-11　たんぱく質の消化と吸収

たんぱく質

口腔

胃　ペプシン ← ペプシノーゲン

ポリペプチド

十二指腸　キモトリプシン ← トリプシン ← トリプシノーゲン
キモトリプシノーゲン　カルボキシペプチダーゼ
プロカルボキシペプチダーゼ

オリゴペプチド・トリペプチド・ジペプチド

小腸　微絨毛膜　アミノペプチダーゼ　カルボキシペプチダーゼ
ジペプチダーゼ
膜消化

小腸上皮細胞　アミノ酸
吸収

毛細血管
門脈
肝臓

→：分解
→：活性化
□：活性型たんぱく質分解酵素
□：不活性型たんぱく質分解酵素

チド、ジペプチドに分解されます。さらに小腸の微絨毛膜に存在するアミノペプ
チダーゼなどによってアミノ酸に分解され（膜消化）、同時に吸収され毛細血管
から門脈を経て肝臓に送られます。

　ペプシン、トリプシン、キモトリプシン、カルボキシペプチダーゼといったた
んぱく質分解酵素は、活性型です。これらは、もともと不活性型のペプシノーゲ
ン、トリプシノーゲン、キモトリプシノーゲン、プロカルボキシペプチダーゼで
あり、これらが胃酸や活性化されたペプシン、小腸粘膜に存在するエンテロペプ
チダーゼによって活性化されることで初めてたんぱく質分解酵素として働くこと
になります。これらの酵素は、自分の体の成分を消化する自己消化を防ぐために
不活性型として存在しています。

（3）糖質の消化・吸収

　ヒトは、摂取する糖質のほとんどをでんぷんから摂取しています。でんぷんは、

(?)　自己消化：自らの細胞、器官、生体などを、自らの持つ酵素で消化することをいいます。
用語解説

図 1-12　糖質の消化と吸収

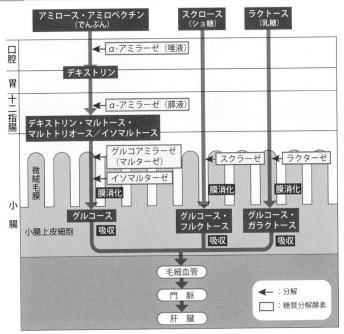

単糖類が連なった多糖類の一種です。でんぷんは、唾液と膵液に含まれるα-ア
ミラーゼによってデキストリンなどに分解され、小腸に存在する膜消化酵素で
あるグルコアミラーゼ(マルターゼ)によって単糖類であるグルコースに切り離さ
れます。こうして、でんぷんは最終的にグルコースまで分解され、小腸上皮細胞
に吸収されます。また、二糖類であるスクロース(ショ糖)やラクトース(乳糖)は、
小腸の膜消化酵素であるスクラーゼとラクターゼによって分解されます。これら
は、最終的にグルコースなどの単糖類となり小腸上皮細胞に吸収され、毛細血
管から門脈を経て肝臓に送られます。

(4) 脂質の消化・吸収

　食物に含まれる脂質のほとんどは、トリアシルグリセロール(中性脂肪)で、グ
リセロールに3つの脂肪酸分子が結合した物質です。トリアシルグリセロールは、
十二指腸で胆汁酸と混じることで乳化され、小さな脂肪滴(エマルジョン)とな
ります。胆汁酸は、脂肪を乳化して小さな脂肪滴を作ることで脂肪滴の表面積
を増やし、酵素が働きやすくし、脂質の消化速度を最大限に高める働きがあり

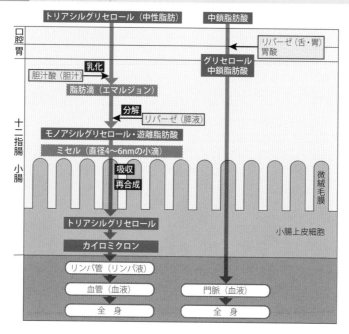

図 1-13　脂質の消化と吸収

ます。さらに、膵液に含まれるリパーゼという消化酵素によって、トリアシルグリセロールは、モノアシルグリセロールと脂肪酸に分解されます。その後、胆汁酸と共に直径4〜6nm(ナノメートル)の球状のミセルを形成し、空腸粘膜の微絨毛に近づくと中心の脂質成分のみが吸収され、小腸吸収細胞(小腸粘膜上皮細胞)で再びトリアシルグリセロールに合成され、**カイロミクロン**としてリンパ管に入ります。腹部のリンパ管は、左側の首の付け根付近で静脈に合流しているため、カイロミクロンは、血液に入り全身に流れていきます。

　トリアシルグリセロールのうち、脂肪酸が中鎖脂肪酸(炭素数8〜10)のものは、胆汁酸を必要とせず、リパーゼによってグリセロールと中鎖脂肪酸に分解され、ミセルを形成せずに小腸上皮細胞に吸収され、カイロミクロンを形成せずに門脈を経て肝臓などに運ばれます。

重要語句

ミセル：溶液中で分子やイオンがある濃度以上になった場合に作る集合体をさします。
カイロミクロン：血漿中のリポたんぱく質の一種。食事から摂取したトリアシルグリセロール(中性脂肪)が小腸から吸収されるときに形成され、脂肪をリンパ管に運搬します。

図 1-14 ビタミンの腸管吸収

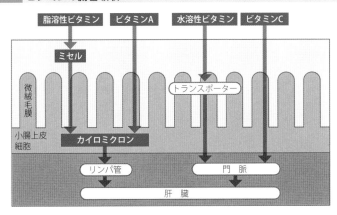

(5) ビタミンの消化・吸収

　脂溶性ビタミンは、脂質の消化吸収と同様に胆汁酸の作用でミセルを形成します。小腸から吸収された後は、カイロミクロンに取り込まれ、リンパ管を経て全身に供給されます。胆汁酸の分泌が不十分な場合は、脂溶性ビタミンの吸収が低下します。ビタミンAは肝臓に貯蔵され、その後、各組織に送られます。ビタミンDとビタミンKは、主に肝臓に取り込まれます。ビタミンEは、ほぼすべての組織に取り込まれます。

　水溶性ビタミンのほとんどは、小腸上部から吸収され門脈を経て全身に供給されます。ビタミンB群のほとんどは、食品中では補酵素型で存在し、酵素たんぱく質と結合しています。消化管内の酵素によってたんぱく質と切り離され、小腸上部で吸収されます。ビタミンCは食品の細胞中に遊離しているため、そのまま吸収されます。

(6) ミネラルの消化・吸収

　ミネラルの大部分は、水に溶けた**イオン**の状態で小腸から吸収されますが、一部は大腸からも吸収されます。カルシウムは、十二指腸及び小腸上部で水溶性

(!)
重要語句　**遊離**：単体または原子団が、他の物質と結合せずに存在していること。または、化合物から結合が切れて分離することをいいます。

(?)
用語解説　**イオン**：原子や分子が電子を失う、もしくは得ることで、電荷を帯びている状態をいいます。電子を失って正電荷を帯びたものを陽イオン、電子を得て負電荷を帯びたものを陰イオンといいます。

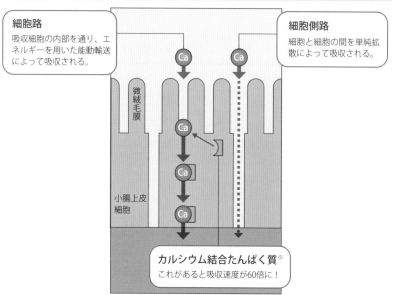

図 1-15　カルシウムの腸管吸収

細胞路
吸収細胞の内部を通り、エネルギーを用いた能動輸送によって吸収される。

細胞側路
細胞と細胞の間を単純拡散によって吸収される。

微絨毛膜

小腸上皮細胞

カルシウム結合たんぱく質※
これがあると吸収速度が60倍に！

※活性型ビタミンDにより合成量が増える。

となって吸収されます。吸収率は、成人で25 ～ 30％ですが、成長期の子どもはこれよりも吸収率が高くなります。カルシウムは、腸管内で細胞路と細胞側路の2通りで吸収されます。細胞路は、吸収細胞内部を通り抜け、能動輸送によって吸収されるもので、細胞側路は、細胞と細胞の隙間から単純拡散（受動輸送）によって吸収されます。

　食品中に含まれる鉄には、ヘム鉄と非ヘム鉄があり、ヘム鉄は非ヘム鉄より吸収率が高くなります。非ヘム鉄には二価鉄と三価鉄があり、三価鉄は、胃の中で胃酸やビタミンCによって二価鉄に還元され主に小腸上部で吸収されます。吸収率は、通常15％程度とされていますが、体内に保有する鉄の量によって調節されます。吸収された鉄は、鉄運搬たんぱく質のトランスフェリンと結合して血液中を輸送されます。

重要語句

能動輸送：エネルギーを利用して細胞内に積極的に栄養素を取り込む方式。濃度の低いところから高いところに物質を移動することをいいます。トランスポーターと呼ばれる細胞に存在する特異的なたんぱく質を介して行われます。
単純拡散：受動輸送の一種。濃度の高い方から低い方へ、濃度の傾きに従って栄養素を細胞内へ取り込む方式。輸送にエネルギーを必要としません。

　銅は、主に十二指腸から吸収されます。アルブミンと結合して肝臓で貯蔵されます。

(7) 発酵と吸収

　炭水化物には、ヒトの消化酵素では分解できない難消化性糖質（食物繊維、難消化性オリゴ糖、糖アルコールなど）が含まれています。これらは、未消化物として糞便中に排泄されるため、これまで役に立たないものとされてきました。しかし、研究が進み、難消化性糖質の一部は、腸内細菌を介してヒトの栄養成分として利用されていることや、機能性成分として疾病予防にも関わっていることなどがわかってきました。

　腸内細菌のうち腸内環境を整え、免疫力を高めるものを有用菌（善玉菌）といい、食中毒などの原因となる腸内細菌を有害菌（悪玉菌）、どちらでもないものを日和見菌といいます。乳酸菌やビフィズス菌などの有用菌を増殖させる効果がある難消化性食物成分をプレバイオティクスといいます。水溶性食物繊維や、オリゴ糖、糖アルコールなどの難消化性食物繊維は、腸内細菌によって発酵を受けやすく発酵によって生成された短鎖脂肪酸により腸内は酸性となり、酸性状態に強いビフィズス菌や乳酸菌が生育します。こうした有用菌を含む食品のことをプロバイオティクスといいます。

MEMO

第 **2** 章

たんぱく質の働き

学習のポイント

たんぱく質の種類と構造、たんぱく質を構成するアミノ酸について
学びます。また、たんぱく質の代謝や体内での働き、摂取量につい
て学びます。

- ヒトの体を構成するたんぱく質について、構造と生理機能、分類
  について理解する。
- たんぱく質の体内での働きについて理解する。
- アミノ酸の種類とたんぱく質の質について理解する。
- たんぱく質の代謝について、代謝回転、アミノ酸プールについて
  理解する。
- 食後と食間のたんぱく質代謝について、そのしくみを理解する。
- エネルギー代謝とたんぱく質との関連を理解する。
- たんぱく質の摂取量、含まれる食品について理解する。

たんぱく質の働き

たんぱく質の種類

私たちの体は約10万種類ものたんぱく質で構成されています。たんぱく質は、アミノ酸が多数結合した高分子の化合物で、ヒトの体重の14〜17％を占め、筋肉や血液の成分になるほか、酵素、ホルモンなどさまざまな生理機能を担っています。たんぱく質は20種類のアミノ酸から合成され多くが鎖状につながった構造をしています。たんぱく質は、機能別の分類と組成の違いによる種類に分けることができます。

たんぱく質の体内での働き

①臓器や筋肉など体を構成する材料となります。

②酵素やホルモンなど、体の機能を調節する材料となります。

表 2-1 生物学的機能別のたんぱく質の分類

分類	機能
酵素たんぱく質	生体反応を触媒するたんぱく質
輸送たんぱく質	生体内の物質を運搬するたんぱく質
貯蔵たんぱく質	各器官で物質を貯蔵するたんぱく質
収縮たんぱく質	筋肉の収縮に関与するたんぱく質
構造を構成するたんぱく質	骨格、皮膚、結合組織（軟骨、骨、血液、リンパなど）を構成するたんぱく質
防御たんぱく質	生体の防御反応に関与するたんぱく質
調節たんぱく質	代謝調節に関与するたんぱく質
毒素たんぱく質	毒性があるたんぱく質

表 2-2 組成の違いによるたんぱく質の種類

種類	組成など
単純たんぱく質	アミノ酸のみから構成されるたんぱく質
複合たんぱく質	アミノ酸以外に糖、脂質、核酸、色素、リン酸、金属などの成分を持つたんぱく質

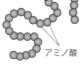

図 2-1　たんぱく質の構造

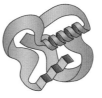
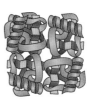

αヘリックス

βシート

アミノ酸

一次構造
アミノ酸の配列構造

二次構造
1本のポリペプチド鎖中
に見られる立体構造

三次構造
1本のポリペプチド鎖
からできた立体構造

四次構造
複数のポリペプチド鎖
からなる全体構造

③たんぱく質は、1gあたり4kcalのエネルギーを生み出し、エネルギー源となります。

たんぱく質の構造

たんぱく質は、アミノ酸がペプチド結合によってつながってできています。たんぱく質の合成は、DNAの指示通りに作られ、アミノ酸同士がペプチド結合によってできた化合物をペプチドといいます。通常、たんぱく質は、約100個以上のアミノ酸からなるポリペプチドです。

アミノ酸とは

たんぱく質を構成するアミノ酸は、自然界には数百の種類が存在しますが、ヒトのたんぱく質合成に使われるのは20種類だけです。ヒトは、食品のアミノ酸を摂取して体に必要なたんぱく質を作り出しています。このうち、体内で

図 2-2　アミノ酸の基本構造

カルボキシ基

COOH

アミノ基　　　　　　　　　　炭素　　　　水素

NH₂　　　**C**　　　**H**

側鎖

R

側鎖はそれぞれのアミノ酸によって異なる

ペプチド結合：あるアミノ酸のアミノ基と他のアミノ基のカルボキシ基から、水1分子(H_2O)がとれて連結した部分をいいます。

重要語句

35

合成できないアミノ酸9種類を必須アミノ酸(不可欠アミノ酸)といい、食品から取り入れなければなりません。ヒトでは、イソロイシン、ロイシン、リシン、メチオニン、フェニルアラニン、トレオニン、トリプトファン、バリン、ヒスチジンです。一方、体内で他のアミノ酸から合成することができ、必ずしも食事から摂取する必要がないアミノ酸を非必須アミノ酸(可欠アミノ酸)といいます。非必須アミノ酸は、必ずしも食事からとる必要はありませんが、ヒトのたんぱく

図 2-3　各食品のアミノ酸価

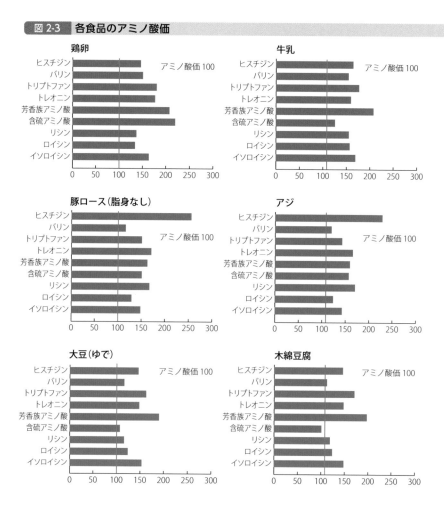

質合成には、必須アミノ酸同様、非必須アミノ酸も必要です。

たんぱく質の質

　たんぱく質の質を評価する指標の一つに「アミノ酸価」があります。食品に含まれる必須アミノ酸の量の基準値を100として比較して評価するもので、基準

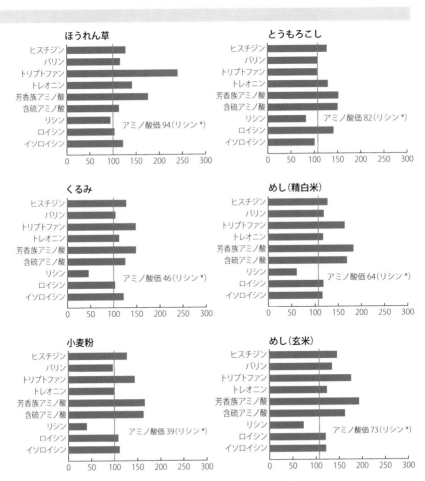

・2007年FAO/WHO/UNU基準アミノ酸パターン1～2歳を用いて算出
・各食品のアミノ酸量は、「日本食品標準成分表」2015（七訂）アミノ酸成分表2015第2表 基準窒素1g当たりのアミノ酸成分表を使用
・*は、第1制限アミノ酸

値より最も少ない量となるアミノ酸を第一制限アミノ酸といい、第一制限アミ
ノ酸の基準値から見た割合が100に近いほど質がよいと判断します。

たんぱく質の代謝

（1）代謝回転

　ヒトの体たんぱく質は常にその一部がアミノ酸に分解され、それに見合う量の
たんぱく質が新たにアミノ酸から合成されています。分解と合成を繰り返すこ
とで体たんぱく質が常に作り替えられることを代謝回転といい、たんぱく質代謝
の重要な特徴です。代謝回転の速度は、臓器によってかなり違います。肝臓の
体たんぱく質の半分が作り替えられるのに必要な期間は約12日ですが、筋肉で
は約180日、骨では約240日、体全体の体たんぱく質の半分が 作り替えられる
日にちの平均は約80日とされています。

（2）アミノ酸プール

　健康な成人では、体たんぱく質の量は一定であり、各組織の体たんぱく質が
アミノ酸に分解される量とアミノ酸から体たんぱく質に合成される量は同じで
す。体重60kgの成人の場合、1日に約3g/kgのたんぱく質が合成されています。
つまり、1日に180gのたんぱく質の合成と分解が繰り返されていることになり
ます。体重60kgのヒトのたんぱく質摂取量と排泄量は、それぞれ約70g程度で
す。

　食事から摂取したたんぱく質は、消化・吸収されてアミノ酸プールに入り、
必要に応じて体たんぱく質に合成されます。こうした摂取量と排泄量、分解と合
成の量が釣り合って平衡が保たれている状態を動的平衡状態といいます。

　体の中で最も大きなアミノ酸プールは骨格筋です。骨格筋1kgあたり3〜4g
のアミノ酸をプールしているといわれています。

（3）食後のたんぱく質代謝

　食物として摂取したたんぱく質は、消化管を通って小腸でアミノ酸として吸
収され、門脈経由で肝臓に取り込まれます。その後、肝静脈を通って心臓の右

（！）重要語句　**動的平衡**：生体の中で互いに逆向きの過程が同じ速度で進行するため、全体としては変化が起き
ていないように見える状態をいいます。

図 2-4　たんぱく質代謝の動的平衡

摂取量と排泄量、分解量と合成量が釣り合っている状態

※体重60kgの成人の場合

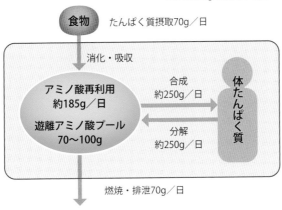

心房に入り全身に送られます。血中アミノ酸濃度が上昇すると筋肉などで体たんぱく質の合成が促進されます。また、食後は膵臓から分泌されたインスリンがアミノ酸の各組織への取り込みを促進するとともに、体たんぱく質の合成を促進し分解を抑制します。

(4) 食間のたんぱく質代謝

食後数時間すると血中アミノ酸濃度やインスリン濃度は元に戻ります。さらに空腹状態が続くと血糖値が低下し、肝臓で糖新生が促進されます。糖新生の促進により体たんぱく質が分解されてアミノ酸となり、グルコースの合成に利用されるほか、筋肉でエネルギーとして利用されます。

(5) エネルギー代謝とたんぱく質

糖質や脂質からのエネルギー源が不足すると、摂取したたんぱく質は体たんぱく質ではなく、エネルギー源として利用されます。一方、糖質や脂質などのエネルギー源を十分に供給することによって、摂取したたんぱく質はエネルギーではなく、体たんぱく質として有効に利用されます。このことをエネルギーのたんぱく質節約作用といいます。

飢餓により糖質が不足すると肝臓グリコーゲンが分解されてグルコースとなり、血糖として利用されます。体たんぱく質も分解され、生じたアミノ酸の一部は糖新生によってグルコースとなり、血糖を供給します。

分岐鎖アミノ酸(BCAA)って何だ？

　必須アミノ酸のうち、バリン、ロイシン、イソロイシンのことを分岐鎖アミノ酸(BCAA)といいます。

　分岐鎖アミノ酸は、筋肉の必須アミノ酸の約35％を占め、筋肉で酸化分解されるため、運動時の重要なエネルギー源になります。豆腐などの大豆製品、肉、サンマやマグロなどの魚、乳製品に含まれています。

　糖新生は、糖質以外の成分からグルコースを生成します。そのため、飢餓時の血糖供給のための重要な代謝です。糖新生は、アミノ酸のほか、乳酸、グリセロールを使い肝臓と腎臓で行われます。

たんぱく質の摂取量

　「日本人の食事摂取基準」2020年版のたんぱく質の推奨量は18歳以上の女性は50g/日、男性の15 〜 64歳は65g/日、65歳以上は60g/日です。ただし、激しい運動をした場合、感染症や外傷がある場合、エネルギー摂取量が少ない場合などは、必要量が増えます。

　また、乳幼児や成長期の子どもにおいてたんぱく質が不足すると、成長障害が起こります。摂取しすぎた場合は、過剰な分が尿中に排泄されるため、腎臓に負担がかかります。

| 表 2-3 | たんぱく質の食事摂取基準（推奨量：g/日、目標量：%エネルギー） |

年齢（歳）	推奨量(g)		目標量 （%エネルギー）
	男性	女性	
1～2	20	20	13～20
3～5	25	25	13～20
6～7	30	30	13～20
8～9	40	40	13～20
10～11	45	50	13～20
12～14	60	55	13～20
15～17	65	55	13～20
18～29	65	50	13～20
30～49	65	50	13～20
50～64	65	50	14～20
65～74	60	50	15～20
75～	60	50	15～20

資料：「日本人の食事摂取基準」2020年版

| 図 2-5 | 食品のたんぱく質含有量 |

食品名／食品の重量		たんぱく質含有量(g)
きはだまぐろ	80g	19.4
鶏ささみ	80g	19.1
鮭	80g	17.8
豚ヒレ	80g	17.8
和牛もも	80g	15.4
めかじき	80g	15.4
輸入牛　かたロース	80g	14.4
ほたて貝柱	80g	10.8
木綿豆腐	100g（1/3丁）	7.0
納豆	40g（1パック）	6.6
卵	50g（1個）	6.3

「日本食品標準成分表」2020年版（八訂）より算出

第 **3** 章

炭水化物の働き

糖質と食物繊維について学びます。糖質は、その種類と体内での働き、体内分布、糖質の代謝、血糖の調節、摂取量などについて学びます。また、食物繊維の種類と働き、摂取量について学びます。

- 糖質の種類と特徴を理解する。
- 糖質の体内での働きと体内分布を理解する。
- 糖質の代謝経路について、解糖系、TCA回路、ペントースリン酸回路、糖新生、食間の糖質代謝などについて理解する。
- 糖質代謝における各臓器の役割を理解する。
- 血糖について、そのしくみを理解する。
- 糖質とほかの栄養素との関連を理解する。
- 食物繊維について、種類とその働きについて理解する。

第**3**章　炭水化物の働き

Ⅰ　糖質

糖質の種類

　糖質は、米、パン、麺などの穀類、じゃがいもやさつまいもなどのいも類に多く含まれ、でんぷんとして摂取することが多いです。糖質は、構成する糖の数によって以下の3種類に分けられます。

（1）単糖類

　これ以上分解されない最小単位の糖質です。ブドウ糖（グルコース）、果糖（フルクトース）、ガラクトースなどがあります。甘味料として使われるキシリトールは、キシロースという糖アルコールから作られます。糖アルコールは、難消化性糖質の一種で単糖類が還元されて作られます。

（2）少糖類（オリゴ糖）

　2から数個の単糖類の結合した糖質です。砂糖の主成分であるショ糖（スクロース）、甘酒や麦芽に含まれる麦芽糖（マルトース）、牛乳や母乳に含まれる乳糖（ラクトース）などがあります。その他にトレハロースや大腸でビフィズス菌を増殖させるラフィノースなどがあります。

（3）多糖類

　単糖類が多数結合した糖質です。多糖類には、ヒトの消化酵素で消化吸収できるものと消化吸収できないものがあり、消化吸収できないものを食物繊維といいます。消化吸収できるものは、易消化性多糖類といい、でんぷんやグリコー

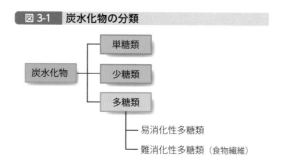

図 3-1　炭水化物の分類

炭水化物 ── 単糖類
　　　　　── 少糖類
　　　　　── 多糖類 ── 易消化性多糖類
　　　　　　　　　　── 難消化性多糖類（食物繊維）

表 3-1 多糖類の主な種類と特徴

種類	機能・特徴
でんぷん	でんぷんは、グルコース(ブドウ糖)のみから構成されていて、その構造によってアミロースとアミロペクチンに分けられます。うるち米は、その20％がアミロース、80％がアミロペクチンであるのに対し、もち米はほぼ100％がアミロペクチンです。もち米の粘りは、アミロペクチンに由来します。
グリコーゲン	グリコーゲンは、ブドウ糖(グルコース)のみから構成されていますが、構造とブドウ糖の数がでんぷんとは異なります。ヒトの肝臓や筋肉に含まれます。
セルロース	セルロースはブドウ糖からできています。水に溶けず、またヒトはセルロースの消化酵素を持たないため、そのまま大腸に到達し食物繊維として働きます。
グルコマンナン	こんにゃくいもに多く含まれる難消化性多糖類です。
ペクチン	かんきつ類に多く含まれる難消化性多糖類です。
アルギン酸	褐藻類(こんぶやわかめ)に含まれる粘り気の強い難消化性多糖類です。
その他	寒天は、テングサやオゴノリに含まれる酸性の多糖類です。ヒアルロン酸はたんぱく質と結合して皮膚、腱、筋肉、軟骨、脳、血管などの組織中に広く分布する多糖類です。

ゲンなどがあります。消化吸収できない難消化性多糖類(食物繊維)には、セルロース、グルコマンナン、ペクチン、アルギン酸などがあります。

糖質の体内での働き

糖質は、生体内でブドウ糖に分解され、血液を通して各組織に運ばれ、体を動かすエネルギーとして利用されます。

糖質の体内分布

ヒトの体内に存在する糖質のほとんどは、グリコーゲンとして存在し、肝臓には約100g、筋肉には約80 ～ 160gのグリコーゲンが貯蔵されています。血液には約4gがグルコースとして存在しています。体内の総糖質量は、合計180 ～ 260gほどになり、これをエネルギー換算すると、720 ～ 1,000kcalとなり

ます。このうち、血液中のグルコースのことを血糖といいます。

　脳や神経系、赤血球の主要なエネルギー源はグルコースであり、脂質やたんぱく質では補うことができません。脳は、エネルギー消費量が非常に大きく、基礎代謝量の約20％を占めています。例えば、基礎代謝量が1,000kcalの場合、約200kcalを脳が消費していることになります。

　血糖値が低下しすぎると、脳へのエネルギー供給が途絶え、昏睡などの低血糖症状を引き起こし命にかかわることがあります。一方、糖質をとりすぎると、余ったブドウ糖は、グリコーゲンとして肝臓や筋肉に蓄えられますが、さらに余った場合は、脂肪組織に体脂肪として蓄積され肥満の原因になります。

糖質の代謝

（1）糖質の代謝経路

　食事として摂取した糖質であるでんぷん、スクロース（ショ糖）、ラクトース（乳糖）は、消化酵素によって分解され、グルコースなどの単糖類となります。小腸で吸収された単糖類は、門脈経由で肝臓に取り込まれ肝臓で代謝を受けます。グルコースのほとんどは、肝臓から血液中に放出され、血糖となり、エネルギーをただちに必要とする臓器や組織にグルコースを供給します。各臓器や組織に取り込まれたグルコースは解糖系とTCA回路（クエン酸回路）、電子伝達系という代謝系を経て、最終的に二酸化炭素と水に分解されます。この過程でATP（アデノシン三リン酸）としてエネルギーが取り出されます。

【解糖系】

　糖質の代謝経路のうち、グルコースが乳酸に分解されるまでの経路で、この代謝はすべての細胞の細胞質中で行われます。グルコースは、リン酸化されてグルコース6-リン酸となり、いくつかの代謝を経てピルビン酸を生成します。酸素がない場合、ピルビン酸は乳酸となり代謝は終了します。一方、酸素がある場

重要語句

基礎代謝量：生命維持に最低限必要なエネルギー。早朝の空腹時における、身体的、精神的に安静にした状態でのエネルギー代謝量をいいます。
電子伝達系：主な3つの代謝のうち、解糖系、TCA回路に続く最終段階。解糖系やTCA回路で生じた物質の力を利用して、エネルギー源であるATPを生成します。
ATP（アデノシン三リン酸）：生体が直接利用しているエネルギー源のほとんどは、ATP（アデノシン三リン酸）です。ATPが分解し、ADP（アデノシン二リン酸）に変わるときにエネルギーが発生し、そのエネルギーを生体内のさまざまな反応に利用しています。

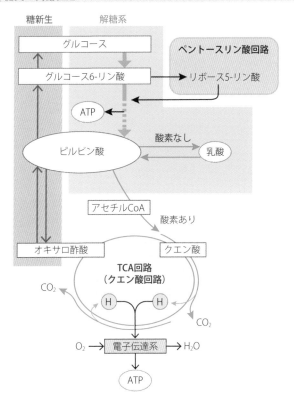

図 3-2　糖質の代謝経路

糖新生　　　解糖系

グルコース

グルコース6-リン酸

ペントースリン酸回路

リボース5-リン酸

ATP

ピルビン酸

酸素なし

乳酸

アセチルCoA

酸素あり

オキサロ酢酸

クエン酸

TCA回路
（クエン酸回路）

CO_2

H　　　H

CO_2

O_2 → 電子伝達系 → H_2O

ATP

合は、ピルビン酸はアセチルCoAとなり、次のTCA回路に進みます。なお、フルクトース（果糖）やガラクトースもそれぞれ分解を経て、解糖系に入ります。

【TCA回路（クエン酸回路）】

　酸素を利用できる（好気的）場合、解糖系で生じたピルビン酸は、細胞のミトコンドリア内でアセチルCoAに変換されます。アセチルCoAは、TCA回路の最後の物質であるオキサロ酢酸と反応してクエン酸となります。TCA回路は、この反応から始まり、8個の物質を経由してオキサロ酢酸に戻ります。このサイクルが回ることで、発生した水素が次の代謝経路である電子伝達系に渡され、エネルギー源のATPが産生されます。TCA回路では、糖質だけではなく、脂肪酸がβ-酸化を受けて生じたアセチルCoAや、一部のアミノ酸（BCAA）も利用され、三大栄養素の代謝の中心となるサイクルです。

【ペントース（五炭糖）リン酸回路 】

解糖系のグルコース6-リン酸から分岐する経路です。この経路では、核酸や、ATP、補酵素の構成成分として使われるリボース5-リン酸が作りだされます。また、脂肪酸やコレステロールの合成に必要な機能成分も供給されます。

【糖新生】

脳や神経系、赤血球は、グルコースを主なエネルギー源としているため、血糖値を維持することは非常に重要です。このため、空腹時、血糖値が低下すると、乳酸、グリセロール、アミノ酸など糖質以外の物質からグルコースが合成されます。これを糖新生といいます。糖新生は、主に肝臓で行われますが、腎臓でも行われます。

（2）食間の糖質代謝

食後2時間以上を経過すると血糖値は元の空腹時の値まで減少します。しかし、体内でのグルコースの利用は続くため、肝臓のグリコーゲンはグルコース6-リン酸などを経てグルコースとなり、血液中に放出されます。肝臓のグリコーゲンが枯渇すると体たんぱく質が分解され、さらに生じたアミノ酸から糖新生によってグルコースが合成され、血糖値が維持されます。これらの働きは、グルカゴン、アドレナリン、グルココルチコイドといったホルモンの共同作業によって行われます。

（3）各臓器の役割

1）肝臓

肝臓は、グリコーゲンの合成・分解、糖新生などを行っており、糖質代謝において最も重要な働きを担っています。肝臓には、約100g程度のグリコーゲンが貯蔵されていますが、空腹時にグルコースに分解し、使える量は50〜60g程度です。このため空腹状態が5〜6時間続くと脳・神経系のエネルギー消費をグルコースでまかなえません。そのようなときには肝臓における糖新生が糖質代謝の主体となります。乳酸や体たんぱく質を分解することでアミノ酸からグルコースを生成して血糖として血液に放出します。肝臓は、長時間の空腹時も血中のグルコース濃度を一定に保ち、脳・神経系にグルコースを供給する重要な臓器です。

（！）ホルモン：一般に内分泌腺で作られ、組織や臓器の形態や機能を調節し、生体の恒常性（ホメオスタシス）を維持するための物質です。
重要語句

2）筋肉

　筋肉は、常時血液からグルコースを取り込んで筋肉を動かすエネルギーやグリコーゲンの合成をしています。筋肉中のグリコーゲンは、筋肉のエネルギー源としてのみ利用され、血糖として利用されることはありません。また、筋肉組織内で酸素不足により生成された乳酸は、筋肉には糖新生回路がないため、血液によって肝臓に送られ、間接的に糖新生に貢献しています。

3）脂肪組織

　食後、脂肪組織は血液から取り込んだグルコースを脂肪酸に変換し、トリアシルグリセロールとして貯蔵します。脂肪細胞の膜に存在するグルコーストランスポーター４がインスリンの刺激を受けてグルコースを細胞内に取り込みます。空腹時には、脂肪組織中のトリアシルグリセロールがグリセロールと脂肪酸に分解されます。グリセロールは、糖新生によってグルコース産生の素材となり、脂肪酸は、筋肉など脂肪酸をエネルギー源として利用できる組織でエネルギーとして利用されます。

血糖の調節

（1）インスリンの作用

　血糖は、血液中のグルコースのことをいいます。インスリンは、血糖値を低下させる働きのあるホルモンです。食後に血糖値が上昇すると膵臓のランゲル

図 3-3　インスリンの作用

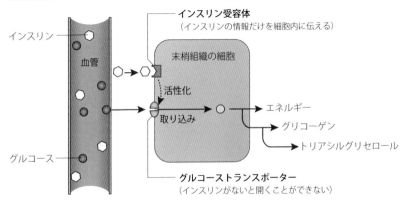

ハンス島から分泌されます。これにより、エネルギーを必要とする筋肉や脂肪組織などの細胞へのグルコースの取り込みを促進します。肝臓では、グルコースからのエネルギー産生を促進します。グルコースが余った場合には、飢餓に備えてグリコーゲンを合成して貯蔵します。脂肪組織では、脂肪酸合成に関わる酵素を活性化し、グルコースからトリアシルグリセロールの合成を促進して血糖値を低下させます。

　血糖値が上昇しインスリンが分泌され、インスリン受容体がインスリンの情報を伝えることで、細胞膜に存在するグルコーストランスポーターが活性化されます。細胞膜は脂質でできているため、水溶性のグルコースは細胞膜を通過することができず、グルコーストランスポーターという輸送体を使って細胞内に取り込まれます。細胞内では、糖質の代謝経路を経てエネルギーが取り出されます*。インスリンの分泌量が減るとインスリン受容体が反応せずグルコーストランスポーターが活性化しないため、細胞内にグルコースを取り込むことができません。血液中のグルコースが減らないため血糖値が低下せず、細胞内ではエネルギー不足が続くこととなります。

（2）血糖曲線

　食後の血糖値を経過時間に沿ってグラフに表したものを血糖曲線といいます。健康な人の空腹時の血糖値は、70 〜 110mg/dLに保たれています。血糖値は、食後30〜60分でピークになります。これは、食事から摂取した糖質が吸収され、門脈経由で肝臓に入り、グルコースとして血液中に放出されたことを示します。その後、インスリンの作用によって血糖値は低下し、食後120 〜 180分にはほぼ元の空腹時の血糖値に戻ります。これは、血液中に放出されたグルコースが、各組織や臓器に分配され、利用されたことを示しています。

　インスリンの分泌は、肝臓以外の組織へのグルコース取り込みの促進、エネルギー代謝の促進、グリコーゲンの合成促進、トリアシルグリセロールの合成促進といった働きがあります。

（3）コリ回路

　筋肉を使うことで産生される乳酸は、糖新生の材料として使われますが、筋肉では糖新生が行えないため、乳酸は血液によって肝臓に運ばれ、糖新生を受

＊肝臓でのグルコース取り込みには、インスリンは必要ではありません。
メモ

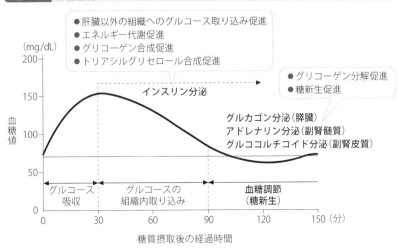

図 3-4　血糖曲線

- ●肝臓以外の組織へのグルコース取り込み促進
- ●エネルギー代謝促進
- ●グリコーゲン合成促進
- ●トリアシルグリセロール合成促進

インスリン分泌

- ●グリコーゲン分解促進
- ●糖新生促進

グルカゴン分泌（膵臓）
アドレナリン分泌（副腎髄質）
グルココルチコイド分泌（副腎皮質）

(mg/dL)

血糖値

グルコース吸収　　グルコースの組織内取り込み　　血糖調節（糖新生）

糖質摂取後の経過時間

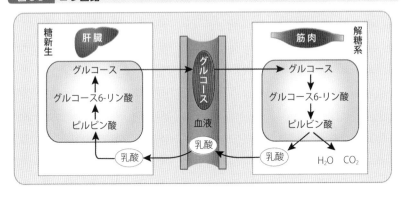

図 3-5　コリ回路

糖新生　肝臓

グルコース
↑
グルコース6-リン酸
↑
ピルビン酸

グルコース

血液

乳酸

解糖系　筋肉

グルコース
↓
グルコース6-リン酸
↓
ピルビン酸

乳酸　　H_2O　CO_2

けます。肝臓に運ばれた乳酸は、糖新生によってグルコースとなり、再び筋肉に運ばれ、エネルギーとして利用されます。このような乳酸とグルコースの筋肉と肝臓間の循環をコリ回路といいます。

ほかの栄養素との関係

（1）脂質、糖質間の変換

　糖質は、過剰に摂取すると脂質として体内に貯蔵されます。しかし、脂質を構成する脂肪酸は、β酸化の後、TCA回路に入ってエネルギーとして利用されるか、脂肪として体内に貯蔵され、脂質から糖質に変換されることはありません。

（2）ビタミンB_1との関係

　糖質が体内で正常に代謝されるためには、ビタミンB群やエネルギー産生に関与する補酵素などが必要です。特にビタミンB_1は、糖質がエネルギーになる際に働く酵素の補酵素として不可欠です。そのため、糖質をたくさん摂取するとビタミンB_1の必要量も増加します。ビタミンB_1が不足すると糖質代謝が正常に行われなくなります。

（3）糖質のたんぱく質節約作用

　エネルギー源として利用できる栄養素は、糖質、脂質、たんぱく質です。このうち、たんぱく質は、エネルギーとして利用するよりも、体たんぱく質として利用することが重要です。エネルギー利用分を糖質や脂質で摂取することで、たんぱく質がエネルギーとして利用されることなく、体たんぱく質を供給するのに最小限の摂取量で済むことを糖質のたんぱく質節約作用といいます。

　たとえば、腎臓病の患者では、たんぱく質がエネルギーに変換される際に生じる尿素をできるだけ減らすことが重要で、そのため糖質と脂質を十分摂取し良質のたんぱく質を少量摂取しますが、これは、このたんぱく質節約作用を利用した食事療法です。

炭水化物の摂取量

　近年の日本人のエネルギー摂取量に対する炭水化物のエネルギー比率は、約60％です。炭水化物は1gあたり4kcalのエネルギーを産生します。日本人の食事摂取基準2020年版では、目標量としてエネルギーの50〜65％エネルギーを炭水化物による摂取としています。例えば、1日に2,000kcal必要な人であれば、その50〜65％、すなわち1,000kcalから1,300kcalを炭水化物で摂取することを示しています。これは、ごはんやパン、麺類や砂糖、野菜などに含

まれる炭水化物のエネルギー割合を意味します。ごはんに換算すると、ごはん1
杯(150g)は234kcalですから、ごはん約4〜5杯に相当します。

| 図 3-6 | 炭水化物、脂質、たんぱく質のエネルギー比率の推移 |

年	炭水化物	脂質	たんぱく質
2019年（1,915kcal）	56.4	28.4	15.2
2017年（1,897kcal）	57.4	28.0	14.6
2013年（1,873kcal）	58.9	26.4	14.7
2009年（1,861kcal）	59.7	25.6	14.7
2005年（1.904kcal）	59.7	25.3	15.0
1995年（2,042kcal）	57.4	26.4	16.0
1985年（2,088kcal）	60.4	24.5	15.1
1975年（2,188kcal）	63.1	22.3	14.6
1965年（2,184kcal）	72.1	14.8	13.1

炭水化物　　脂質　　たんぱく質

資料：厚生労働省「国民健康・栄養調査」

| 表 3-2 | 炭水化物の食事摂取基準（%エネルギー） |

年齢（歳）	目標量（%エネルギー）
1〜2	
3〜5	
6〜7	
8〜9	
10〜11	
12〜14	
15〜17	50〜65
18〜29	
30〜49	
50〜64	
65〜74	
75〜	

資料：「日本人の食事摂取基準」2020年版

図 3-7	食品の糖質含有量
食品名／食品の重量	糖質含有量(g)
ゆでひやむぎ　（1人前、2束）	67.2
ゆで中華めん類（1人前、228g）	60.2
うるち米　（めし、1人前、150g）	53.4
ゆでスパゲティ（1人前、176g）	51.4
玄米　（めし、1人前、150g）	51.3
ゆでうどん　（1人前、250g）	50.8
ゆでそば　（1人前、180g）	41.6
食パン　（4枚切り1枚）	38.0
食パン　（6枚切り1枚）	25.3
クロワッサン　（1個）	22.3
食パン　（8枚切り1枚）	19.0

「日本食品標準成分表」2020年版(八訂)より算出

Ⅱ 食物繊維

食物繊維の種類

　食物繊維は、「ヒトの消化酵素で消化されない食物中の難消化性成分」と定義されています。食物繊維は、動物性食品にも含まれますが、通常はほとんどが植物性由来の糖質の一種、難消化性多糖類です。食物繊維にはさまざまな種類が

表 3-3	食物繊維の種類	
	名称	主な含有食品
不溶性	セルロース	大豆、ごぼうなど
	ヘミセルロース	小麦、ふすま、大豆など
	リグニン	小麦、穀類など
	キチン	きのこ類など
水溶性	ペクチン	果実類、イモ類など
	ガム質	大豆、大麦など
	グルコマンナン	コンニャクいも

資料：「日本人の食事摂取基準」2020年版

表 3-4 | 食物繊維の働きとしくみ

働き	しくみ
血糖値の低下	高い粘性が糖の消化・吸収を遅らせるため、血糖値を改善します。
コレステロール値の低下	高い粘性が胆汁酸を吸着して糞便として排泄を促します。胆汁酸が排泄されると肝臓でコレステロールから胆汁酸への変換が促進するため、コレステロール値を低下させます。
腸内環境を整える	食物繊維は、腸の蠕動運動を促すため、糞便の腸内停滞を防ぎ、有害物質の生成を抑制します。また、水溶性食物繊維は、腸内細菌のエサとなり、腸内を酸性に保ち酸性環境に強いビフィズス菌や乳酸菌などの有用菌を増加させます。
食べ過ぎの防止	水分を吸収することで食物のかさが増えるため、胃で膨張し食べ過ぎを防ぐことができます。

あり、その種類によって働きも多様ですが、水に溶けにくい不溶性と溶けやすい水溶性に大別することができます。不溶性食物繊維は、腸を刺激して蠕動運動を盛んにし、便の量を増やし排泄を促します。水溶性食物繊維は、水分を吸収して膨張することで胃での滞留時間が長くなるほか、小腸において糖と消化酵素が接しにくくなり、糖の吸収が緩やかになります。同様の理由でコレステロールの吸収を妨げます。

食物繊維の働き

食物繊維は、消化されずに大腸に到達します。水を吸収すると体積が増加し、粘度の高いゲル状になるため食物のかさを増して糞便の水分量を適度に維持します。こうした作用から以下のような働きをします。

食物繊維の摂取量

「日本人の食事摂取基準」2020年版では、1日あたりの目標量として15 〜 64歳の女性の場合18g以上、18 〜 64歳の男性の場合21 g以上としています。「健康日本21（第二次）」では、野菜を1日に350g以上食べることが推奨されており、

? 用語解説 健康日本21（第二次）：平成24年7月に厚生労働大臣が告示した平成25年から10年間の計画のこと。

野菜350〜400gで食物繊維は約18gとることができます。

表 3-5 　食物繊維の食事摂取基準（g/日）

年齢（歳）	目標量（g/日）	
	男性	女性
1〜2	–	–
3〜5	8以上	8以上
6〜7	10以上	10以上
8〜9	11以上	11以上
10〜11	13以上	13以上
12〜14	17以上	17以上
15〜17	19以上	18以上
18〜29	21以上	18以上
30〜49	21以上	18以上
50〜64	21以上	18以上
65〜74	20以上	17以上
75〜	20以上	17以上

資料：「日本人の食事摂取基準」2020年版

図 3-8 　食品の食物繊維含有量

食品名／食品の重量		糖質含有量（g）
おから（生）	50g	5.8
そば（ゆで）	180g（1食）	5.2
スパゲッティ（乾）80g（1食）		4.3
ごぼう	50g	2.9
アボカド	50g（1/2個）	2.8
ごはん（精白米）	150g（1杯）	2.3
ごはん（玄米）	150g（1杯）	2.1
生しいたけ	40g（2個）	2.0
板こんにゃく	50g	1.1

「日本食品標準成分表」2020年版（八訂）より算出

【食物繊維の測定方法における注意点】

　現在、食品成分表に掲載されている食物繊維の量は、従来のプロスキー変法という測定方法を用いた水溶性食物繊維、不溶性食物繊維、及びその合計の食物繊維総量と、新しい測定方法であるAOAC2011.25法による低分子量食物繊維、高分子量食物繊維、不溶性食物繊維及び難消化性でんぷんの量とその合計総量を示したものの2つの測定方法による数値が混在しています。

　AOAC2011.25法では、従来の方法よりも多くの食物繊維を測定することができます。

MEMO

第 **4** 章

脂質の働き

脂質の種類と働き、代謝、摂取量、脂肪酸の種類と代謝などについて学びます。

- 脂質の種類と働きについて理解する。
- 脂肪酸の種類と特徴を理解する。
- 体内での脂質の働きについて理解する。
- 脂質の代謝について理解する。
- コレステロールの合成と調節について理解する。
- 脂質の摂取量について理解する。
- エイコサノイドの特徴と生理作用について理解する。

第4章 脂質の働き

脂質の種類

　脂質は、水に溶けず、有機溶媒に溶ける物質の総称です。脂質の種類には、中性脂肪、コレステロール、リン脂質、脂肪酸があります。

（1）中性脂肪

　中性脂肪は、グリセロール（アルコールの一種）に脂肪酸が結合したものです。一般には「脂肪」と呼ぶことが多いです。

　グリセロールに脂肪酸が3つ結合したものをトリアシルグリセロールといい、食品中の脂肪の大部分を占めます。また、体脂肪を構成している脂質も大部分はトリアシルグリセロールです。トリアシルグリセロールは、貯蔵エネルギー源と

図 4-1　中性脂肪の構造

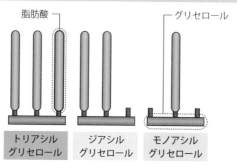

脂肪酸　　　　　　　　　　　グリセロール

トリアシル　　ジアシル　　モノアシル
グリセロール　グリセロール　グリセロール

表 4-1　脂質の種類

種類	体内の存在場所	機能・特徴
中性脂肪	脂肪組織、血漿	●体脂肪の構成成分 ●エネルギー源
コレステロール	血漿、脳神経組織、生体膜	●生体膜成分として膜の機能性に関与 ●ホルモンや胆汁酸を作る材料
リン脂質	血漿、脳神経組織、生体膜	●生体膜の二重構造を形成 ●膜の内外の物質の出入りに関与 ●神経伝達に関与 ●脳神経組織を構成
脂肪酸	血漿	●エネルギー源 ●空腹時に増加

しての働きを持ち、脂溶性ビタミン類の吸収促進や臓器を保護する働きもあります。

そのほか、脂肪酸が2つ結合したジアシルグリセロール、1つ結合したモノアシルグリセロールがあります。

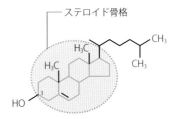

図4-2 ステロイド骨格

ステロイド骨格

遊離型コレステロール

(2) コレステロール

コレステロールは、ステロイド化合物のうち、動物に見いだされるものをいいます。生体内に広く分布する脂質で、主に肝臓で生合成されます。コレステロールはエネルギー源にならない脂質であり、ステロイドホルモン(副腎皮質ホルモン、性ホルモン)や胆汁酸に変換されます。また、生体膜の主要な構成成分でもあります。

(3) リン脂質

リン脂質は、リン酸を含む複合脂質です。ヒトの体内では、生体膜や神経組織の構成成分です。リン脂質は、脂質であるため、本来であれば水とはなじまない性質(疎水性)ですが、一部に水となじむ構造を持っていることが特徴です。ヒト血漿中のリン脂質の95%はレシチンです。レシチンは、大豆や卵黄などの食品にも含まれます。

(4) 脂肪酸

脂肪酸分子は、炭素原子が鎖状に連結し一方の端にカルボキシ基、もう一方にメチル基がついた構造です。生体にとってエネルギー源として重要で、中性脂肪、コレステロール、リン脂質の構成成分であり、血漿中では遊離型のものもあります。脂肪酸は、炭素鎖の長さによって分類されるほか、炭素間の結合に二重結合を含まない飽和脂肪酸と二重結合を含む不飽和脂肪酸とに分類されます。

1)炭素鎖の長さによる分類

炭素数6以下を「短鎖脂肪酸」、炭素数8、10を「中鎖脂肪酸」、炭素数12以上を「長鎖脂肪酸」といいます。天然に存在する脂肪酸のほとんどは、炭素数

用語解説

ステロイド化合物：ステロイド骨格を持った化合物。 ステロイド骨格は、炭素6原子から成る環状構造3個と炭素5原子から成る環状構造1個を含む構造をいいます。
血漿：血液から血球を除いた液体成分をいいます。
レシチン：リン酸に塩基コリンがついた親水部を持つグリセロリン脂質。マヨネーズは、卵黄に含まれるレシチンの性質を利用して乳化させています。
カルボキシ基：-COOH のこと。

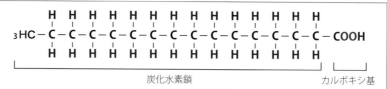

図 4-3　脂肪酸の構造

例）パルミチン酸（C16：0）

炭化水素鎖　　　　カルボキシ基

が偶数個です。

２）不飽和脂肪酸の分類

不飽和脂肪酸は、二重結合の数や位置、型などによって分類されます。

◆ 一価不飽和脂肪酸

不飽和脂肪酸のうち、二重結合を１つだけ含むものをいい、加熱しても酸化しにくいという特徴があります。一価不飽和脂肪酸にはオレイン酸があり、動物・植物界に広く存在します。オレイン酸を多く含む食品にはオリーブオイルがあり、含有率は70％です。

◆ 多価不飽和脂肪酸

不飽和脂肪酸のうち、二重結合を２つ以上含むものを多価不飽和脂肪酸といい、酸化しやすい脂肪酸です。植物油や魚油に多く含まれています。

①n-6系（ω6系）

リノール酸やアラキドン酸で、リノール酸はとうもろこし油や大豆油に、ア

図 4-4　多価不飽和脂肪酸の構造

例）リノール酸（C18：2n-6）

例）α-リノレン酸（C18：3n-3）

ラキドン酸は卵や肉、魚油に含まれます。

②n-3系（ω3系）

α-リノレン酸、EPA（エイコサペンタエン酸）、DHA（ドコサヘキサエン酸）で、α-リノレン酸はしそ油に、EPA、DHAは魚油に含まれます。

3）飽和脂肪酸

飽和脂肪酸は、二重結合を含まないため酸化しにくい脂肪酸です。中性脂肪やコレステロールの原料となります。肉の脂身や卵、牛乳、乳製品などに含まれます。

表 4-2　脂肪酸の種類（抜粋）

分類		脂肪酸名	炭素数	二重結合数	含有食品
飽和脂肪酸		酪酸	4	なし	乳製品、バター
		ヘキサン酸（カプロン酸）	6		乳製品、バター
		オクタン酸（カプリル酸）	8		乳製品、バター
		デカン酸（カプリン酸）	10		乳製品、バター
		ラウリン酸	12		パーム油
		ミリスチン酸	14		パーム油、ヤシ油
		パルミチン酸	16		肉、魚
		ステアリン酸	18		肉、魚
		アラキジン酸	20		落花生油、綿実油
不飽和脂肪酸	一価	ミリストレイン酸	14	1	牛肉
		パルミトレイン酸	16	1	肉、魚
		オレイン酸	18	1	肉、魚、植物油
	多価(n-6系)	リノール酸	18	2	植物油（なたね油など）
		γ-リノレン酸	18	3	母乳
		アラキドン酸	20	4	卵、肉、魚
	多価(n-3系)	α-リノレン酸	18	3	植物油（あまに油など）
		EPA（エイコサペンタエン酸）	20	5	魚
		DHA（ドコサヘキサエン酸）	22	6	魚

脂質の体内での働き

①エネルギー供給源

②脳神経細胞、生体膜の構成因子

③脂溶性ビタミンの吸収促進

④ステロイドホルモンや胆汁酸の生成

⑤生体内調整因子（エイコサノイド）

⑥臓器の保護

　体内の脂質のほとんどは、脂肪組織に存在し、一部はリン脂質やコレステロールとして細胞の成分を構成しています。体内に蓄積されるトリアシルグリセロールは、皮下脂肪や内臓脂肪となり外界の衝撃から臓器を保護します。

脂質の代謝

　食事で摂取した脂質は、消化されモノアシルグリセロールと脂肪酸として小腸から吸収され、小腸吸収細胞で再びトリアシルグリセロールに合成され、リン脂質やコレステロールとともにリポたんぱく質という形態で血液中を移動します。

（1）リポたんぱく質の種類と働き

　トリアシルグリセロールやコレステロールは、血液中では親水性がある部分を持つリポたんぱく質（脂質−たんぱく質複合体）という形態をとります。リポたんぱく質は、脂質が多くたんぱく質が少ないと比重が小さく、サイズが大きくなります。

　比重が小さく、サイズが大きいものから順に、カイロミクロン（CM）、超低比重リポたんぱく質（VLDL）、低比重リポたんぱく質（LDL）、高比重リポたんぱく

表 4-3　リポたんぱく質の種類

名称	サイズ(nm)	比重	組成(重量%)				合成場所	主な機能
			たんぱく質	リン脂質	コレステロール	トリアシルグリセロール		
カイロミクロン(CM)	75〜1,200	<0.95	2	7	5	86	小腸	食物から吸収した脂質を、エネルギーを必要とする末梢組織に運ぶ。また、エネルギーが十分なときは、脂肪組織に運ぶ。
超低比重リポたんぱく質(VLDL)	30〜70	0.95〜1.006	8	18	19	55	肝臓	肝臓で合成された脂質を末梢組織(筋肉や脂肪組織)へ運ぶ。
低比重リポたんぱく質(LDL)	22	1.019〜1.063	22	22	50	6	血液	コレステロールを肝臓から末梢組織へ運ぶ。
高比重リポたんぱく質(HDL)	10	1.063〜1.125	40	33	22	5	肝臓	コレステロールを末梢組織から肝臓へ運ぶ。

コレステロールの臓器間輸送

　食事中のコレステロールや肝臓で合成されたコレステロールは、超低比重リポたんぱく質(VLDL)や低比重リポたんぱく質(LDL)によって体内の末梢組織の細胞に運ばれて細胞膜などの原料として使われます。これが過剰になると動脈硬化などの原因となります。

　一方、末梢組織で過剰となったコレステロールは高比重リポたんぱく質(HDL)によって肝臓へ運搬されます。このため、HDLと共に運ばれるコレステロールを善玉コレステロール、LDLなどと共に運ばれるコレステロールを悪玉コレステロールといいます。

質(HDL)の4つに大別されます。

　カイロミクロンは、食物から吸収した中性脂肪をエネルギーを必要とする筋肉などの末梢組織に運び、エネルギーが十分足りているときは、脂肪組織へ運び

ます。超低比重リポたんぱく質は、肝臓で合成された中性脂肪を末梢組織（筋肉や脂肪組織）に運びます。低比重リポたんぱく質は、コレステロールを肝臓から末梢組織に運びます。高比重リポたんぱく質は、コレステロールを末梢組織から肝臓へ運びます。

（2）食後の脂質代謝

小腸から吸収されたモノアシルグリセロールと脂肪酸は、小腸上皮細胞で再びトリアシルグリセロールに合成され、カイロミクロンを形成します。このカイロミクロンは、リンパ管に入り胸管を経て血液に合流し、脂肪組織や心臓、筋肉等の各組織にトリアシルグリセロールを供給します。トリアシルグリセロールの組織への取り込みを促進するのは、リポたんぱくリパーゼという酵素であり、特に脂肪組織でこの酵素活性が高いことから、トリアシルグリセロールは脂肪組織へ供給されやすくなります。

（3）空腹時の脂質代謝

空腹時、体脂肪として蓄積されているトリアシルグリセロールは、脂肪酸とグリセロールに分解されます。グリセロールは血中に拡散し、脂肪酸はたんぱく質であるアルブミンと結合して血中を運搬され、エネルギーが必要な組織に取り込まれ、利用されます。

細胞内に取り込まれた脂肪酸は、ATPのエネルギーを使ってアシルCoAとなり、β酸化で燃焼します。脂肪酸がβ酸化されて生じたアセチルCoAからは、ケトン体が産生されます。ケトン体は血中に放出され、最終的にはエネルギー源として利用されます。また、空腹時には、脳でもケトン体が利用されます

図 4-5　空腹時のトリアシルグリセロールの分解

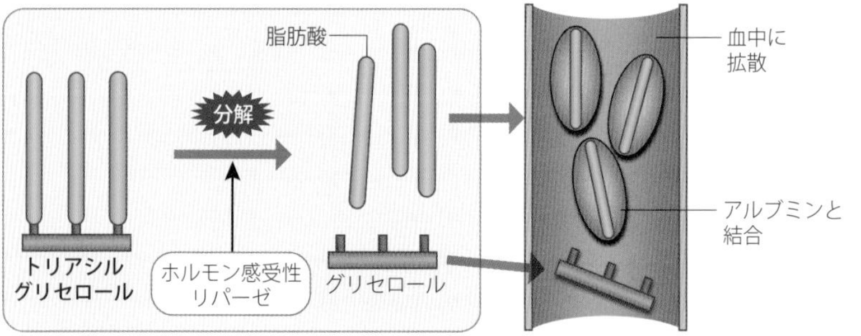

脂肪酸

分解

トリアシルグリセロール

ホルモン感受性リパーゼ

グリセロール

血中に拡散

アルブミンと結合

（4）脂肪酸の酸化とケトン体産生

　脂肪酸は、脳・神経系を構成する細胞及び赤血球を除くすべての細胞のミトコンドリア内でβ酸化を受け、エネルギーとなります。脂肪酸が完全に酸化分解されたときのエネルギーは、9 kcal/gです（糖質とたんぱく質は、いずれも4kcal/g）。

1）β酸化

　β酸化とは、細胞内に取り込まれた脂肪酸が最終的にアセチルCoAを産生する代謝経路です。産生されたアセチルCoAは、オキサロ酢酸と反応してクエン酸を生成し、TCA回路（クエン酸回路）によって発生した水素が次の代謝経路である電子伝達系に渡され、ATPが産生され、二酸化炭素と水に完全燃焼されます。

2）ケトン体

　空腹時に脂肪細胞から血中に取り出された遊離脂肪酸は、エネルギーを必要とする細胞に取り込まれてβ酸化を受けます。β酸化が行われると大量のアセチルCoAが生成されますが、TCA回路（クエン酸回路）で完全燃焼するためには、オキサロ酢酸が必要です。

　オキサロ酢酸は、糖質から供給されるため、飢餓状態などではオキサロ酢酸が供給されず、アセチルCoAは、クエン酸回路で酸化されずに肝臓でケトン体となります。

　肝臓において活発にβ酸化が行われると、大量にケトン体を産生しますが、肝臓にはケトン体を処理する酵素がないため、ケトン体は血中に大量に放出さ

第4章　脂質の働き

図 4-6　脂肪酸のβ酸化

例）パルミチン酸（C16：0）

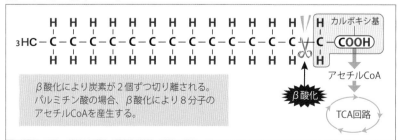

β酸化により炭素が2個ずつ切り離される。パルミチン酸の場合、β酸化により8分子のアセチルCoAを産生する。

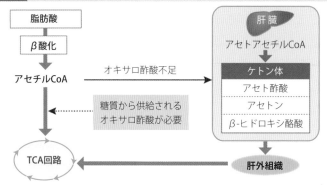

図 4-7　ケトン体の産生

脂肪酸
↓
β酸化
↓
アセチルCoA

肝臓

アセトアセチルCoA
↓
ケトン体
アセト酢酸
アセトン
β-ヒドロキシ酪酸

オキサロ酢酸不足

糖質から供給される
オキサロ酢酸が必要

TCA回路 ← 肝外組織

れ、肝臓以外のケトン体を処理する酵素のあるところでエネルギーとして消費されます。

　脳においても空腹時には、ケトン体を取り込んでエネルギーとして利用します。ケトン体産生が過剰になり、血中濃度が上昇すると、血液のpHが酸性に傾いてアシドーシスを引き起こします。

(5) コレステロールの合成と調節

　コレステロールは、主に肝臓と小腸においてアセチルCoAを素材として10段階以上の酵素反応などを経て作られます。食事からのコレステロール摂取量は、1日0.2〜0.5gであり、そのうち40〜60%は、体内に吸収されます。これに対し、体内で合成されるコレステロールは、体重50kgの人で0.6〜0.65gであり、コレステロールの供給は、体内で合成される方が多いです。HMG-CoA還元酵素は、コレステロールの生合成を調節する鍵酵素で、最終生成物であるコレステロール量が細胞中に増えるとHMG-CoA還元酵素は活性が抑制され、コレステロールの合成が低下します。これを、コレステロールのフィードバック調節といいます。

(6) 胆汁酸の腸肝循環

　コレステロールは、胆汁酸の生成に利用されます。肝臓で生成された胆汁酸は、胆汁として分泌され、一時貯蔵・濃縮され、十二指腸に分泌されます。胆汁酸

(?)
用語解説　アシドーシス：酸血症。吐き気、嘔吐などの症状が出ます。体液がpH7.35以下の酸性状態となることいいます。

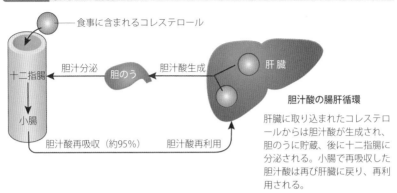

図 4-8　胆汁酸の腸肝循環

食事に含まれるコレステロール

十二指腸

胆汁分泌　　胆汁酸生成　　肝臓

胆のう

小腸

胆汁酸再吸収（約95％）　　胆汁酸再利用

胆汁酸の腸肝循環

肝臓に取り込まれたコレステロールからは胆汁酸が生成され、胆のうに貯蔵、後に十二指腸に分泌される。小腸で再吸収した胆汁酸は再び肝臓に戻り、再利用される。

の十二指腸への分泌量は、1日20 〜 30gもあり、小腸の空腸で脂質が吸収された後、胆汁酸のほとんど(約95％)は、回腸で再吸収されます。再吸収された胆汁酸は、再び肝臓に戻り、また十二指腸から分泌されます。こうした胆汁酸の動態を腸肝循環といいます。再吸収されなかった胆汁酸は、便中に排泄されます。

脂質の摂取量と質

（1）脂肪エネルギー比率

　1日に摂取するエネルギーのうち、脂質が占める割合を脂肪エネルギー比率といいます。「日本人の食事摂取基準」2020年版では、適切な脂肪エネルギー比率を20 〜 30％としています。しかし、脂肪エネルギー比率が30％以上の人は成人男性で約20％、女性で約27％ほど存在します。

　高脂肪・低糖質食は、血中LDLコレステロール濃度の上昇、冠動脈疾患リスクの増加などを招きます。一方、低脂質・高糖質食では食後血糖値が上がり、血中の中性脂肪が増加、血中のHDLコレステロール濃度が低下します。また、極端な低脂肪食は必須脂肪酸であるリノール酸不足の危険もあります。このため、適切な脂質量の食事が重要です。

（2）必須脂肪酸

　脂質を構成する脂肪酸の中には、リノール酸やα-リノレン酸など体内で合成されず食物から摂取しなければならない脂肪酸があり、これらのことを必須脂肪

酸といいます。

　植物の細胞内では、オレイン酸からリノール酸やα-リノレン酸が生成できますが、ヒトはこの代謝を行う酵素が欠損しているため、体内でリノール酸とα-リノレン酸を作るこができません。このため、これらは必須脂肪酸として食事から摂取する必要があります。

（3）n-6系脂肪酸とn-3系脂肪酸

　リノール酸（n-6系）とα-リノレン酸（n-3系）の必須脂肪酸は、食品から摂取すると酵素の働きによって、次々と異なった脂肪酸に代謝されます。

　リノール酸は、γ-リノレン酸、ジホモ-γ-リノレン酸を経て、アラキドン酸を生成します。また、α-リノレン酸は、エイコサペンタエン酸（EPA）やドコサヘキサエン酸（DHA）などに代謝されます。アラキドン酸、EPA、DHAはリン脂質に取り込まれ、ヒトの細胞を作る成分となります。さらに、ジホモ-γ-リノレン酸、アラキドン酸、EPAは、生体の生理活動に作用をもたらすエイコサノイドと呼ばれる物質に変化し、さまざまな生体機能に関与します。

　また、魚介類由来であるn-3系のEPAとDHAは、冠動脈疾患に対し強い予防・治療効果があり、脳梗塞、がん、アレルギー、うつなどの予防効果も期待されて

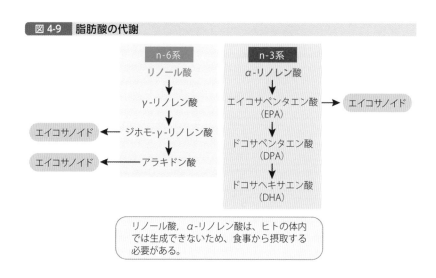

図 4-9　脂肪酸の代謝

図 4-10 食品の飽和脂肪酸含有量

食品名／食品の重量		飽和脂肪酸含有量(g)
和牛サーロイン	80g	13.03
豚ばら	80g	11.68
豚ひき肉	80g	4.99
ばらベーコン	20g（1枚）	2.96

「日本食品標準成分表」2020年版（八訂）より算出

図 4-11 食品のn-6系、n-3系脂肪酸含有量

食品名／食品の重量		n-3系多価不飽和脂肪酸含有量(g)	n-6系多価不飽和脂肪酸含有量(g)
さんま	80g	4.47	0.44
鮭（養殖）	80g	1.62	1.32
ぶり	80g	2.68	0.30
まさば	80g	1.70	0.34
まいわし	80g	1.68	0.22

「日本食品標準成分表」2020年版（八訂）より算出

図 4-12 油大さじ1（12g）の脂肪酸含有量

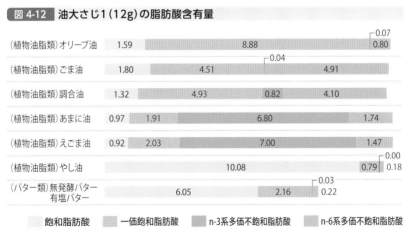

	飽和脂肪酸	一価飽和脂肪酸	n-3系多価不飽和脂肪酸	n-6系多価不飽和脂肪酸

「日本食品標準成分表」2020年版（八訂）より算出

います。このため、これらの脂肪酸を摂取することは、ますます重要視されています。

(4) エイコサノイド

　アラキドン酸やエイコサペンタエン酸(EPA)などの不飽和脂肪酸から、酵素の作用によって作られる生理活性物質をエイコサノイドといいます。n-6系のアラキドン酸からつくられるエイコサノイドは、生体の炎症反応に関与しています。n-3系のEPAからつくられるエイコサノイドは、抗炎症作用、血管保護作用、炎症性サイトカイン生成の抑制作用などがあります。

表 4-4　主なエイコサノイドの特徴と生理作用

基質となる脂肪酸	エイコサノイド名	産生場所	生理作用
アラキドン酸 (n-6系)	プロスタサイクリン	血管壁	●血小板凝集抑制 ●血管拡張作用
	トロンボキサン	血小板	●血小板凝集亢進 ●血管収縮作用 ●気管支収縮作用
	ロイコトリエン	白血球	●白血球活性化 ●炎症促進
エイコサペンタエン酸 (n-3系)	プロスタサイクリン	血管壁	●血小板凝集抑制 ●血管拡張作用
	トロンボキサン	血小板	基質となる脂肪酸がアラキドン酸の場合のトロンボキサンより作用が弱い
	ロイコトリエン	白血球	基質となる脂肪酸がアラキドン酸の場合のロイコトリエンより作用が弱い

表 4-5 脂質と飽和脂肪酸の食事摂取基準

年齢(歳)	脂質目標量 (%エネルギー)	飽和脂肪酸目標量 (%エネルギー)
1～2		–
3～5		10以下
6～7		10以下
8～9		10以下
10～11		10以下
12～14	20～30	10以下
15～17		8以下
18～29		7以下
30～49		7以下
50～64		7以下
65～74		7以下
75～		7以下

資料:「日本人の食事摂取基準」2020年版

表 4-6 n-3系とn-6系脂肪酸の食事摂取基準

年齢(歳)	n-6系(目安量(g/日))		n-3系(目安量(g/日))	
	男性	女性	男性	女性
1～2	4	4	0.7	0.8
3～5	6	6	1.1	1
6～7	8	7	1.5	1.3
8～9	8	7	1.5	1.3
10～11	10	8	1.6	1.6
12～14	11	9	1.9	1.6
15～17	13	9	2.1	1.6
18～29	11	8	2	1.6
30～49	10	8	2	1.6
50～64	10	8	2.2	1.9
65～74	9	8	2.2	2
75～	8	7	2.1	1.8

資料:「日本人の食事摂取基準」2020年版

| 表 4-7 | 代表的な脂肪酸の種類と働き |

脂肪酸の種類	働きや過不足による影響
飽和脂肪酸	不足すると脳出血のリスクが高まる。一方、過剰摂取は、心筋梗塞など心血管疾患のリスクを高める。
オレイン酸	食品から摂取するほか、体内でも合成できる。強い作用ではないものの、LDLコレステロールを低下させ、HDLコレステロールを上昇させる働きがある。
リノール酸	体内で合成できない脂肪酸。細胞の膜成分として重要。生理作用のある化学物質に変換され生体防御反応に働く。また、血中のLDLコレステロールを下げる働きがあるが、過剰に摂取すると心筋梗塞や乳がんのリスクを高めるとの報告がある。
α-リノレン酸	体内で合成できない脂肪酸。血栓を防ぎ、血中の中性脂肪の値を低下させる働きやアレルギーを抑制する働きが期待されている。酸化しやすいため、加熱調理は避ける必要がある。
EPA（エイコサペンタエン酸）	血圧の低下、血栓の予防、血中の中性脂肪を低下させる働きがある。心血管疾患、高血圧、脂質異常症などの生活習慣病予防に有効とされている。
DHA（ドコサヘキサエン酸）	脳の正常な発達に必須の成分。EPAと同様、血圧の低下、血栓の予防、血中の中性脂肪を低下させる働きがある。

トランス脂肪酸とは？

　マーガリンやショートニングなどの硬化油を工業的に生成するさいに生じる脂肪酸です。トランス脂肪酸の過剰摂取は、血中のLDLコレステロール値を上昇させ、虚血性心疾患のリスクを高めるとされています。日本人は平均してトランス脂肪酸の摂取量は少ないとされていますが、加工食品を多量に摂取し、脂質の摂取量が多くなっている場合はトランス脂肪酸の摂取量が多くなっている可能性があります。

　近年、加工食品を製造している企業ではトランス脂肪酸を軽減する努力をしているところが多くなってきています。

第5章

ビタミン

日本人の食事摂取基準に記載のある13種類のビタミンについて、その特徴と欠乏と過剰摂取、また日本人の食事摂取基準における摂取量、含まれる食品について学びます。

- ビタミン13種類の特徴と主な働きについて理解する。
- 各ビタミンの欠乏と過剰により、からだにどのような影響があるのかを知る。
- 各ビタミンの日本人の食事摂取基準2020における摂取量と含まれる食品について理解する。
- ビタミンの機能と他の栄養素との関係について理解する。
- 主なビタミン様物質の種類と働きを知る。

第**5**章　ビタミン

ビタミンとは、低分子の有機化合物であり、微量で体内の生理機能の維持や、エネルギーや体組織を作るための代謝を円滑に進める役割を持っています。

一般的には、ビタミンは体内で合成できないとされていますが、一部は腸内細菌によって合成されるものなどがあります。しかし、体内代謝には不十分なため、食物から摂取する必要があります。

Ⅰ　脂溶性 ビタミン

ビタミンＡ

ビタミンＡは、構造の違いにより、レチノール(アルコール型)、レチナール(アルデヒド型)、レチノイン酸(カルボン酸型)に分類され、これらを総称してレチノイドといいます。レチノールは、体内に取り込まれると類似化合物であるレチナール、レチノイン酸へと代謝されます。レチナールは、目の網膜にある紫紅色の感光物質ロドプシン(視紅)の成分として必須のものです。レチノイン酸は、細胞の核内に存在するたんぱく質に結合し、遺伝子発現を調節し細胞分化を正常に保つ働きがあります。また、皮膚や粘膜に存在する糖たんぱく質の合成にも必要です。ビタミンＡは、主に乳製品、卵、魚介類、肉類などの動物性食品に含まれているものと、緑黄色野菜や果物などに含まれているものがあり、植物性食品に含まれているものをカロテノイドといいます。ビタミンＡは脂溶性ビタミンのため、油と一緒に摂取することで効率よく吸収されます。

【ビタミンAの働き】

- 目の健康を維持する
- 皮膚・粘膜の健康を維持する

【欠乏と過剰摂取】

ビタミンＡが不足すると乳児や幼児の場合、角膜乾燥症が起こり失明することもあります。成長期の子どもは、成長阻害、骨・神経の発達抑制が見られる場合もあります。

成人の場合は、暗いところで視力が低下する夜盲症になります。また、皮膚や粘膜が乾燥する、腫れて厚くなる、角質化するなどの症状が出ます。免

表 5-1 ビタミンAの食事摂取基準（μg RAE/日）

年齢（歳）	男性		女性	
	推奨量	耐容上限量	推奨量	耐容上限量
1〜2	400	600	350	600
3〜5	450	700	500	850
6〜7	400	950	400	1,200
8〜9	500	1,200	500	1,500
10〜11	600	1,500	600	1,900
12〜14	800	2,100	700	2,500
15〜17	900	2,500	650	2,800
18〜29	850	2,700	650	2,700
30〜49	900	2,700	700	2,700
50〜64	900	2,700	700	2,700
65〜74	850	2,700	700	2,700
75〜	800	2,700	650	2,700

資料：「日本人の食事摂取基準」2020年版

図 5-1 食品のビタミンA（レチノール活性当量）含有量

食品名／食品の重量		レチノール活性当量（μgRAE）
鶏レバー	50g	7,000
あんこう（きも）	50g	4,150
うなぎの蒲焼	80g	1,200
ぎんだら	80g	1,200
ほたるいか（ゆで）	50g	950
モロヘイヤ	50g	420
にんじん	50g	345
ほうれん草	50g	175
豆苗	50g	170

「日本食品標準成分表」2020年版（八訂）より算出

疫機能も低下し感染症にかかりやすくなります。

　過剰に摂取した場合の顕著な症状は頭痛です。また、脱毛や筋肉痛が起こるほか、妊婦が過剰に摂取した場合は、胎児奇形のリスクが高くなるとされています。

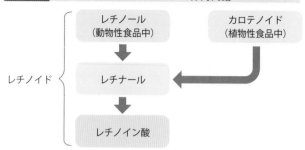

図 5-2　レチノールとカロテノイドの体内代謝

レチノイド ⎰ レチノール（動物性食品中）　　カロテノイド（植物性食品中）
↓
レチナール ←
↓
レチノイン酸

カロテノイド

　カロテノイドは、緑黄色野菜や果物などの植物性食品に含まれる天然の黄色や赤色の色素の一種です。カロテノイドには、抗酸化作用があるため、生活習

図 5-3　カロテノイドの種類

α-カロテン（カロテン類）

β-カロテンに次いで2番目に多いカロテン。プロビタミンAとしての作用があるが効力は低い。緑黄色野菜に多く含まれている。

β-カロテン（カロテン類）

プロビタミンAとしての効力が最も高い。カボチャ、ニンジン、ホウレンソウなどの緑黄色野菜に多く含まれている。

γ-カロテン（カロテン類）

プロビタミンAとしての作用があるが、効力はあまり強くない。ニンジンなどに微量に含まれている。

アスタキサンチン（キサントフィル類）

エビやカニなどの甲殻類のほかに、サケ、マスなど赤色の身にも含まれているたんぱく質複合体。

カプサンチン（キサントフィル類）

トウガラシ、赤ピーマンの赤色の主成分である。強い抗酸化作用があり、老化の抑止、動脈硬化の予防に効果があるとされている。

フコキサンチン（キサントフィル類）

ワカメ、コンブなど褐草類にごく微量に含まれている。脂肪の燃焼を促進させる効果があるとされている。

クリプトキサンチン（キサントフィル類）

かんきつ類、トウモロコシ、カボチャ、柿などに含まれている。プロビタミンAとしての作用をもつ。

ルテイン（キサントフィル類）

ビタミンAには変換されない。ホウレンソウ、ブロッコリー、トウモロコシ、ケール、卵黄などに多く含まれる。

リコペン（カロテン類）

抗酸化作用が強い。ビタミンAとしての作用はない。トマト、ピンクグレープフルーツ、スイカ、柿などに多く含まれる。

慣病の予防に有効であるとされています。酸素や光によって酸化されやすいという性質がありますが、冷凍には安定しています。

プロビタミンAとしての作用

カロテノイドの中には、体内に取り込まれるとビタミンAの作用を示すものがあります。このようなカロテノイドをプロビタミンAといいます。例えば、β-カロテン、α-カロテン、γ-カロテン、β-クリプトキサンチンなどです。これらは、レチノールのような過剰摂取による健康障害は知られていません。

また、カロテノイドの中には、ルテイン、リコペンなど、プロビタミンAとしての作用を持っていないものもあります。

これらカロテノイドのビタミンAとしての効力は、吸収率と変換率の両方から算出します。プロビタミンAの吸収率は、ビタミンAの吸収率（70 〜 90 ％）より低く、変換率は約2分の1であるため、食品中のビタミンAの効力は、「レチノール活性当量」として表します。

ビタミンD（カルシフェロール）

ビタミンDには、キノコ類に含まれるビタミンD_2と魚介類や卵に含まれるビタミンD_3があります。これらは、それぞれに前駆体としてプロビタミンDがあり、プロビタミンDに紫外線を照射することにより生成されます。

体内で活性化したビタミンDを活性型ビタミンDといい、血中カルシウム濃度の維持・上昇に関与し、骨の形成と成長を促します。小腸では、カルシウム結合たんぱく質の合成や腸管からのカルシウム吸収を促進します。また、腎臓では、尿細管でのカルシウムやリンの再吸収を高めます。

ビタミンDは熱に対して強く、酸化されにくいという性質があります。このため、加熱調理や酸化による損失が少ないのも特徴です。ヒトは、食品からビタミンDを摂取するほか、日光にあたることにより体内でビタミンDを合成しています。

【ビタミンDの働き】

● カルシウムの吸収を助ける

用語解説

前駆体：一連の化学反応において、ある物質が生成される前の段階にある物質のことをいいます。

- 丈夫な骨や歯を形成する
- 血液や筋肉のカルシウム濃度を調整する

　カルシウムは、血液や筋肉に一定の濃度が保たれており、体のさまざまな機能を調節していますが、ビタミンDは、カルシウムの濃度を保つ働きをしています。

| 表 5-2 | ビタミンDの食事摂取基準(μg /日) |

年齢(歳)	男性		女性	
	目安量	耐容上限量	目安量	耐容上限量
1～2	3.0	20	3.5	20
3～5	3.5	30	4.0	30
6～7	4.5	30	5.0	30
8～9	5.0	40	6.0	40
10～11	6.5	60	8.0	60
12～14	8.0	80	9.5	80
15～17	9.0	90	8.5	90
18～29	8.5	100	8.5	100
30～49	8.5	100	8.5	100
50～64	8.5	100	8.5	100
65～74	8.5	100	8.5	100
75～	8.5	100	8.5	100

資料：「日本人の食事摂取基準」2020年版

| 図 5-4 | 食品のビタミンD含有量 |

食品名／食品の重量		ビタミンD含有量(μg)
かわはぎ	80g	34.4
まいわし	80g	25.6
さんま	80g	12.8
しらす干し(半乾燥品)	20g	12.2
鮭	80g	12
まがれい	80g	10.4
すじこ	20g	9.4
めざし	80g	8.8

「日本食品標準成分表」2020年版(八訂)より算出

【欠乏と過剰摂取】

　ビタミンDが不足すると、カルシウムを十分摂取していてもカルシウムの吸収・代謝が悪くなるため、骨が変形し曲がってしまう骨軟化症やくる病になることがあります。また、高齢者や閉経後の女性の場合は、骨粗しょう症のリスクとなります。

　ビタミンDを過剰に摂取すると全身の倦怠感、食欲不振、嘔吐などを引き起こします。さらに血管壁や内臓に不必要なカルシウムの沈着が起こり、高カルシウム血症、腎障害などの重篤な臓器障害を引き起こすことがあります。

ビタミンE

　ビタミンEには、トコフェロールとトコトリエノールの2種類があり、それぞれにα（アルファ）、β（ベータ）、γ（ガンマ）、δ（デルタ）の計8種類の同族体があります。このうち、各組織に取り込まれて利用されるのは、α-トコフェロールであるため、食事摂取基準ではα-トコフェロールを指標としています。

　ビタミンEには、強力な抗酸化作用があります。このため、脂質で構成されている細胞膜などが、活性酸素やフリーラジカルにより酸化されるのを食い止める働きをします。酸化を阻止すると、ビタミンEは酸化型ビタミンEとなり抗酸化力を失いますが、ビタミンCの作用によって再生され、抗酸化力を取り戻します。このため、ビタミンEとビタミンCは一緒に摂取すると効果的です。ビタミンEは、血液中の脂質の過酸化を防ぐことによる動脈硬化予防のほか、生体膜を安定化することによる制がん作用があります。また、性ホルモンの生成や分泌に関与し、生殖機能の維持に働いています。ビタミンEは、大豆油などの植物油、バターや卵黄に多く含まれています。体内では、主に細胞膜に存在し、副腎、肝臓、心筋、睾丸、子宮などの組織に蓄えられています。

【ビタミンEの働き】

●不飽和脂肪酸などの酸化を防ぐ(抗酸化作用による動脈硬化予防)

●生殖機能を維持する

用語解説

フリーラジカル：他の分子から電子を奪い取る力が強まっている原子や分子のこと。イオンよりも活性度が高いため、分子を引き離すなどして細胞を完全に破壊してしまうことがあります。

表 5-3　ビタミンEの食事摂取基準（mg/日）

年齢（歳）	男性		女性	
	目安量	耐容上限量	目安量	耐容上限量
1～2	3.0	150	3.0	150
3～5	4.0	200	4.0	200
6～7	5.0	300	5.0	300
8～9	5.0	350	5.0	350
10～11	5.5	450	5.5	450
12～14	6.5	650	6.0	600
15～17	7.0	750	5.5	650
18～29	6.0	850	5.0	650
30～49	6.0	900	5.5	700
50～64	7.0	850	6.0	700
65～74	7.0	850	6.5	650
75～	6.5	750	6.5	650

資料：「日本人の食事摂取基準」2020年版

図 5-5　食品のビタミンE（α-トコフェロール）含有量

食品名／食品の重量		ビタミンE（α-トコフェロール）含有量（mg）
ひまわり油 ハイオレイック	12g（大さじ1）	4.7
かぼちゃ	80g	3.9
うなぎ かば焼	80g	3.9
さけ（養殖、生）	80g	3.0
アーモンド（乾）	10g	3.0
まぐろ缶詰油漬フレーク	70g	2.0
マーガリン 有塩	12g（大さじ1）	1.8
アーモンドチョコレート	10g	1.1
オリーブ油	12g（大さじ1）	0.9

「日本食品標準成分表」2020年版（八訂）より算出

【欠乏と過剰摂取】

　ビタミンEが不足すると、動脈硬化など多くの生活習慣病や、老化のリスクを高めます。動物ではビタミンEの欠乏により不妊や筋肉の委縮が報告されていますが、ヒトではほとんど認められていません。ビタミンEの過剰摂取は、出血の危険性が高まるとされています。

ビタミンK

天然にみられるビタミンKには、ビタミンK_1（フィロキノン）とビタミンK_2（メナキノン）があります。ビタミンK_1は、植物の葉緑体でつくられ、緑黄色野菜、植物油、豆類、海藻類に多く含まれます。ビタミンK_2は、微生物の発酵によっ

表 5-4 ビタミンKの食事摂取基準（μg/日）

年齢（歳）	男性	女性
	目安量	目安量
1〜2	50	60
3〜5	60	70
6〜7	80	90
8〜9	90	110
10〜11	110	140
12〜14	140	170
15〜17	160	150
18〜29	150	150
30〜49	150	150
50〜64	150	150
65〜74	150	150
75〜	150	150

資料：「日本人の食事摂取基準」2020年版

図 5-6 食品のビタミンK含有量

食品名／食品の重量		ビタミンK含有量（μg）
モロヘイヤ	50g	320
納豆	40g	240
豆苗	50g	140
ほうれん草	50g	135
小松菜	50g	105
キャベツ	50g	39
鶏もも（皮つき）	80g	23
卵黄	20g（1個）	8

「日本食品標準成分表」2020年版（八訂）より算出

てつくられ動物性食品や納豆に多く含まれます。また、大腸の腸内細菌によっても、つくられています。ビタミンKは、血液の凝固をバランスよく保つのに不可欠な栄養素です。また、ビタミンDと共に骨の健康に不可欠なビタミンで、カルシウムを骨に取り込むのを助けます。

【ビタミンKの働き】
- 血液凝固に働く
- 骨の形成を助ける

【欠乏と過剰摂取】

　ビタミンKは、腸内細菌からも作られるため、成人では欠乏症が起こることはほとんどありません。ビタミンKの過剰症は、新生児では、溶血性貧血や核黄疸、成人では呼吸困難や貧血が生じる場合もあるとされています。血液抗凝固剤のワルファリンを服用している場合は、ワルファリンの作用をビタミンKが減弱してしまうため 、納豆やクロレラなどビタミンKを多く含む食品の摂取を避けるように医師から指示される場合があります。

Ⅱ 水溶性ビタミン

ビタミン B₁（チアミン）

　ビタミンB₁は、化学名をチアミンといい、20世紀初頭に脚気を防ぐ成分として発見されました。ビタミンB₁は、食事として体内に取り込まれた後、その大部分はチアミンピロリン酸（TPP）となり、補酵素として糖代謝や分岐鎖アミノ酸（BCAA）の代謝に作用します。そのほか、中枢神経や末梢神経の機能を正常に保つ働きも持っています。

　ビタミンB₁は、米ぬか、小麦胚芽、豚肉、ごま、大豆に多く含まれます。糖質の代謝に不可欠なビタミンで、日本人には不足しやすい栄養素です。でんぷんなどの糖質は、グルコースに分解され、さらにグルコースは酵素の働きで分解されエネルギーとして利用されます。この酵素が働くときに必要な補酵素がビタミンB₁です。にんにくと一緒に摂取すると腸からの吸収がよく、血中のビタミン

(!)
重要語句　脚気：脚気は、糖質代謝が正常に機能せず、ピルビン酸がアセチルCoAに変換されないため、ピルビン酸の代謝産物である乳酸が組織に過剰に蓄積されることで発症する病気です。

B₁濃度も長時間維持されやすいという特徴があります。

【ビタミンB₁の働き】

● 補酵素として糖質がエネルギーとして利用されるときに働く

● 神経機能を維持する

表 5-5 ビタミンB₁の食事摂取基準（mg/日）

年齢（歳）	男性	女性
	推奨量	推奨量
1～2	0.5	0.5
3～5	0.7	0.7
6～7	0.8	0.8
8～9	1.0	0.9
10～11	1.2	1.1
12～14	1.4	1.3
15～17	1.5	1.2
18～29	1.4	1.1
30～49	1.4	1.1
50～64	1.3	1.1
65～74	1.3	1.1
75～	1.2	0.9

資料：「日本人の食事摂取基準」2020年版

図 5-7 食品のビタミンB₁含有量

食品名／食品の重量		ビタミンB₁含有量（mg）
豚ヒレ	80g	1.06
豚もも	80g	0.75
ごはん（玄米）	150g（1杯）	0.24
ごはん（発芽玄米）	150g（1杯）	0.20
木綿豆腐	100g（1/3丁）	0.09
ぶなしめじ	50g	0.08
納豆	40g	0.03
ごはん（精白米）	150g（1杯）	0.03
米味噌	18g（大さじ1）	0.01

「日本食品標準成分表」2020年版（八訂）より算出

第5章 ビタミン

【欠乏と過剰摂取】

　ビタミンB₁が不足すると糖質を摂取してもエネルギーに変えることができず、乳酸などの疲労物質がたまり、疲れやすくなります。また、慢性的に不足すると脚気やウェルニッケ・コルサコフ症候群が引き起こされます。

　ビタミンB₁は過剰に摂取しても排出されますが、毎日とりすぎると頭痛、不眠、皮膚炎などの症状が引き起こされるという報告があります。

ビタミンB₂（リボフラビン）

　ビタミンB₂は、化学名をリボフラビンといい、強い黄色を発する物質です。体内では補酵素として存在し、たんぱく質と結合して生体内のエネルギー代謝で作用します。ビタミンB₂は、糖質、脂質、たんぱく質からのエネルギー産生に関与するとともに、抗酸化作用を助ける働きもあります。ビタミンB₂は牛肉、豚肉、うなぎ、ぶり、卵黄、牛乳・乳製品などの動物性食品に多く含まれます。

表 5-6　**ビタミンB₂の食事摂取基準（mg/日）**

年齢（歳）	男性 推奨量	女性 推奨量
1〜2	0.6	0.5
3〜5	0.8	0.8
6〜7	0.9	0.9
8〜9	1.1	1.0
10〜11	1.4	1.3
12〜14	1.6	1.4
15〜17	1.7	1.4
18〜29	1.6	1.2
30〜49	1.6	1.2
50〜64	1.5	1.2
65〜74	1.5	1.2
75〜	1.3	1.0

資料：「日本人の食事摂取基準」2020年版

図 5-8 食品のビタミンB₂含有量

食品名／食品の重量		ビタミンB₂含有量(mg)
豚レバー(生)	50g	1.80
うなぎかば焼き	80g	0.59
牛乳	180g	0.27
まさば	80g	0.25
納豆	40g(1パック)	0.22
べにざけ	80g	0.12
卵黄	20g(1個)	0.09
西洋かぼちゃ	80g	0.07
まぐろ缶詰油漬フレーク	70g	0.02

「日本食品標準成分表」2020年版(八訂)より算出

【ビタミンB₂の働き】

● 糖質、脂質、たんぱく質の代謝を助ける

● たんぱく質の合成を助け皮膚や粘膜の機能を維持する

【欠乏と過剰摂取】

　ビタミンB₂が不足すると、口角炎、口唇炎、舌炎、皮膚炎などになることが知られています。とりすぎても、体内に貯蔵できず排泄されます。

ビタミンB₆

　ビタミンB₆は、ピリドキシン、ピリドキサール、ピリドキサミンの3つの化合物の総称です。体内では、ピリドキサールリン酸(PLP)という補酵素として存在します。ピリドキサールリン酸は、アミノ酸やたんぱく質の代謝に広く関与しています。このため、たんぱく質を多く摂取するスポーツ選手などは、ビタミンB₆も多く必要となります。また、セロトニン、ドーパミン、アドレナリン、ヒスタミンなどの神経伝達物質の合成にも必要となる物質です。

【ビタミンB₆の働き】

● たんぱく質の代謝を助ける

● 神経伝達物質の合成に関わる

第5章　ビタミン

【欠乏と過剰摂取】

　ビタミンB₆が欠乏した場合の症状には、食欲不振、皮膚炎、口内炎などがありますが、腸内細菌により合成されるため、欠乏症はあまりみられません。

表 5-7　ビタミンB₆の食事摂取基準（mg/日）

年齢（歳）	男性		女性	
	推奨量	耐容上限量	推奨量	耐容上限量
1～2	0.5	10	0.5	10
3～5	0.6	15	0.6	15
6～7	0.8	20	0.7	20
8～9	0.9	25	0.9	25
10～11	1.1	30	1.1	30
12～14	1.4	40	1.3	40
15～17	1.5	50	1.3	45
18～29	1.4	55	1.1	45
30～49	1.4	60	1.1	45
50～64	1.4	55	1.1	45
65～74	1.4	50	1.1	40
75～	1.4	50	1.1	40

資料：「日本人の食事摂取基準」2020年版

図 5-9　食品のビタミンB₆含有量

食品名／食品の重量		ビタミンB₆含有量（mg）
かつお	80g	0.61
きはだまぐろ	80g	0.51
鮭	80g	0.51
鶏ささみ	80g	0.50
さんま	80g	0.43
バナナ	100g（1本）	0.38
鶏レバー	50g	0.33
赤ピーマン	80g(1/2個)	0.30
ピスタチオ（味つき）	10g	0.12

「日本食品標準成分表」2020年版（八訂）より算出

ビタミンB₁₂（コバラミン）

ビタミンB₁₂は、コバルトを含む赤色結晶のビタミンで化学名をコバラミンといいます。水溶性で熱に強い性質を持っています。悪性貧血を防ぐ因子として牛の肝臓で発見された物質です。生体内では補酵素として存在し、アミノ酸代謝や脂質代謝に関与しています。また、葉酸とともに赤血球の生成に関与しています。

表 5-8　ビタミンB₁₂の食事摂取基準（µg/日）

年齢（歳）	男性	女性
	推奨量	
1～2	0.9	
3～5	1.1	
6～7	1.3	
8～9	1.6	
10～11	1.9	
12～14	2.4	
15～17	2.4	
18～29	2.4	
30～49	2.4	
50～64	2.4	
65～74	2.4	
75～	2.4	

資料：「日本人の食事摂取基準」2020年版

図 5-10　食品のビタミンB₁₂含有量

食品名／食品の重量		ビタミンB₁₂含有量（µg）
牛レバー	50g	26.5
あさり	30g（正味、約10個）	15.6
さんま	80g	12.8
いわし	80g	12.8
牡蠣（養殖）	50g	11.5
牛タン	80g	3.0
ほたて貝柱	80g	1.4

「日本食品標準成分表」2020年版（八訂）より算出

食品中のビタミンB$_{12}$は、たんぱく質と結合しており、胃酸などの作用により遊離型となります。その後、主に回腸下部から吸収、肝臓に貯蔵され、腸肝循環によって利用されます。ビタミンB$_{12}$は、牛、豚、鶏のレバー、しじみ、あさり、牡蠣などの動物性食品に含まれ、植物性食品では、あまのりやあおのりなどの海藻に含まれます。

【ビタミンB$_{12}$の働き】

- 血液を作る際に必要であり、正常な赤血球をつくる
- 葉酸の働きを助け、神経細胞の機能を維持する

【欠乏と過剰摂取】

ビタミンB$_{12}$が欠乏すると悪性貧血や末梢神経障害が起こることが知られています。ビタミンB$_{12}$の吸収には、胃から分泌される内因子（糖たんぱく質）が必要であるため、胃の切除、萎縮性胃炎による吸収低下によって欠乏が生じる場合があります。また、高齢者は加齢による吸収低下によって欠乏する場合があります。

ナイアシン

ナイアシンは、植物性食品ではニコチン酸として、動物性食品ではニコチンアミドとして多く存在し、その総称をいいます。ヒトの体内では、ニコチンアミドとして、特に肝臓に多く存在します。補酵素としてエネルギー代謝に関与し、解糖系、TCA回路などで多くの酵素の働きを助けます。中性、酸性、アルカリ性、酸素、光、熱に対して安定であるため、加熱調理や保存による損失は極めて少ないのが特徴です。

ナイアシンは、ビタミンB群の一種で魚類、肉類、きのこ類に多く含まれます。ナイアシンは、たんぱく質の一種であるトリプトファン（アミノ酸）から体内で合成することができます。

【ナイアシンの働き】

- 糖質や脂質がエネルギーとして利用されるときの酵素の働きを助ける

【欠乏と過剰摂取】

ナイアシンは、体内でたんぱく質から合成できるため、不足することはあまりありませんが、欠乏した場合は、皮膚炎、下痢、精神神経症状を呈する

表 5-9　ナイアシンの食事摂取基準（mgNE/日）

年齢（歳）	男性		女性	
	推奨量	耐容上限量	推奨量	耐容上限量
1～2	6	60（15）	5	60（15）
3～5	8	80（20）	7	80（20）
6～7	9	100（30）	8	100（30）
8～9	11	150（35）	10	150（35）
10～11	13	200（45）	10	150（35）
12～14	15	250（60）	14	250（60）
15～17	17	300（70）	13	250（65）
18～29	15	300（80）	11	250（65）
30～49	15	350（85）	12	250（65）
50～64	14	350（85）	11	250（65）
65～74	14	300（80）	11	250（65）
75～	13	300（75）	10	250（65）

※耐用上限量は、ニコチンアミドの重量。（　）内は、ニコチン
　酸の重量。いずれも（mg/日）

資料：「日本人の食事摂取基準」2020年版

図 5-11　食品のナイアシン（当量）含有量

食品名／食品の重量		ナイアシン（当量）含有量（mgNE）
かつお	80g	19.2
きはだまぐろ	80g	17.6
鶏ささみ	80g	13.6
まさば	80g	12.8
鶏むね（皮つき）	80g	12.0
たらこ	20g	10.8
豚レバー（生）	50g	9.5
いわし	80g	8.8
えのき	50g（1/2パック）	3.7
エリンギ	50g（1/2パック）	3.4
ぶなしめじ	50g（1/2パック）	3.2
なめこ	50g（1/2パック）	1.1

「日本食品標準成分表」2020年版（八訂）より算出

ペラグラとなります。食品からの過剰な摂取で健康上の害が現れることはほとんどありませんが、大量に摂取した場合は、嘔吐、下痢、肝機能障害の報告があります。

パントテン酸

パントテン酸の「パントテン」はギリシャ語で「広くどこにでもある」という意味であり、動物性及び植物性食品に補酵素であるコエンザイムA（CoA）の構成成分として広く含まれています。

コエンザイムAは、体内ではアセチルCoAなどとして存在するほか、酵素たんぱく質と結合した状態で存在するものもあります。パントテン酸は、140以上の酵素の補酵素として働きさまざまな代謝やホルモンの合成に関わっています。特に糖質代謝や脂質代謝に関連する補酵素として重要な働きを担っており、ナイアシンやビタミンB_2とともに働きます。不足するとエネルギー産生が滞り、脂肪がたまりやすくなるとされています。

そのほか、HDLコレステロールの生成や副腎皮質ホルモンの合成に関与しています。

【パントテン酸の働き】
- エネルギーの産生に関与する

【欠乏と過剰摂取】

パントテン酸は、腸内細菌からもわずかに供給され、またさまざまな食品に含まれることから、通常の食生活では不足することはほとんどありません。極端なダイエットなどで欠乏した場合、免疫力の低下、動脈硬化、成長障害、体重減少、皮膚炎、脱毛などの症状が見られます。

（！）重要語句　ホルモン：一般に内分泌腺で作られ、組織や臓器の形態や機能に栄養を与える有機化合物のことをいいます。

表 5-10	パントテン酸の食事摂取基準（mg/日）		

年齢（歳）	男性	女性
	目安量	目安量
1～2	3	4
3～5	4	4
6～7	5	5
8～9	6	5
10～11	6	6
12～14	7	6
15～17	7	6
18～29	5	5
30～49	5	5
50～64	6	5
65～74	6	5
75～	6	5

資料：「日本人の食事摂取基準」2020年版

図 5-12	食品のパントテン酸含有量

食品名／食品の重量		パントテン酸含有量（mg）
鶏レバー	50g	5.00
子持ちカレイ	80g	1.93
鶏ささみ	80g	1.66
アボカド	100g（1個）	1.55
納豆	40g（1パック）	1.44
鶏むね（皮つき）	80g	1.39
ひらたけ	50g	1.20
鮭	80g	1.02

「日本食品標準成分表」2020年版（八訂）より算出

第5章 ビタミン

葉酸

葉酸は、ビタミンB群の一種で細胞の分裂・増殖・成熟に不可欠な成分です。細胞分裂が活発な粘膜の維持、貧血予防、胎児の神経管閉鎖障害予防の働きが

表 5-11 葉酸の食事摂取基準(µg/日)

年齢(歳)	男性		女性	
	推奨量	耐容上限量	推奨量	耐容上限量
1〜2	90	200	90	200
3〜5	110	300	110	300
6〜7	140	400	140	400
8〜9	160	500	160	500
10〜11	190	700	190	700
12〜14	240	900	240	900
15〜17	240	900	240	900
18〜29	240	900	240	900
30〜49	240	1,000	240	1,000
50〜64	240	1,000	240	1,000
65〜74	240	900	240	900
75〜	240	900	240	900

資料：「日本人の食事摂取基準」2020年版

図 5-13 食品の葉酸含有量

食品名／食品の重量		葉酸含有量(µg)
牛レバー	50g	500
菜の花	50g	170
モロヘイヤ	50g	125
ブロッコリー	50g	110
ほうれん草	50g	105
アスパラガス	50g	95
いちご	80g	72
マンゴー	80g	67
納豆	40g(1パック)	48

「日本食品標準成分表」2020年版(八訂)より算出

あります。また、必須アミノ酸のメチオニンが、ホモシステインを経てメチオニンに再合成される過程にも必要です。このため、葉酸が不足するとメチオニンの再合成が進まず、ホモシステインが血液中に異常に増え、動脈硬化を促進します。

　食品では、牛、豚、鶏の肝臓やほうれん草、モロヘイヤ、春菊などの緑黄色野菜に豊富に含まれます。光、熱に対して不安定であるため、調理中の損失量が多くなります。葉酸は、核酸やアミノ酸の合成に重要な補酵素としての役割を持っています。

【葉酸の働き】

● DNAなどの合成を助ける

● 正常な赤血球の生成を助ける

【欠乏と過剰摂取】

　葉酸が欠乏すると、巨赤芽球性貧血になります。また、血漿ホモシステイン濃度が上昇することにより動脈硬化の危険性が増します。胎児においては、受胎後約28日で閉鎖する神経管閉鎖障害のリスクが上昇することが知られており、無脳症、二分脊椎などの異常を示します。このため、女性においては、妊娠前からの十分な葉酸摂取が重要とされています。

ビオチン

　ビオチンは、ビタミンB群の一種で細胞内ではほとんどがアミノ酸のリシンと結合し、たんぱく質の中に存在しています。腸内細菌によっても合成されています。脂肪酸合成、糖質やアミノ酸の代謝に関与している補酵素の一種です。特に肝臓でグルコースを再合成する糖新生の過程で、ピルビン酸をオキサロ酢酸へ変換する酵素の補酵素として重要な働きをします。糖新生では、運動によって筋肉に生じた乳酸も使われるため、ビオチンが不足すると乳酸の利用が進まず、筋肉痛や疲労感の原因となります。また、細胞分裂にも関与しており皮膚や粘膜の維持にとっても重要です。

用語解説

ホモシステイン：血液中に含まれるアミノ酸のひとつ。必須アミノ酸であるメチオニンの代謝の中間生成物。脳卒中や心血管疾患、がん、アルツハイマー病など多くの疾患との関連が指摘されています。

核酸：生体の細胞核中に多く含まれる、塩基、糖、リン酸からなる高分子物質をいいます。

食品では、牛、豚、鶏の肝臓、魚介類、落花生、生の卵白などに多く含まれています。

【ビオチンの働き】

● 糖質、たんぱく質、脂質の代謝を助ける

【欠乏と過剰摂取】

ビオチンは、さまざまな食品に広く含まれることや、腸内細菌によっても合

表 5-12 ビオチンの食事摂取基準（μg/日）

年齢（歳）	男性	女性
	目安量	
1～2	20	
3～5	20	
6～7	30	
8～9	30	
10～11	40	
12～14	50	
15～17	50	
18～29	50	
30～49	50	
50～64	50	
65～74	50	
75～	50	

資料：「日本人の食事摂取基準」2020年版

図 5-14 食品のビオチン含有量

食品名／食品の重量		ビオチン含有量（μg）
鶏レバー	50g	115.0
まいたけ	50g	12.0
卵	50g（1個）	12.0
鮭	80g	7.2
納豆	40g（1パック）	7.2
あさり	30g（正味、約10個）	6.9
牛乳	180g	3.2
ヨーグルト（全脂無糖）100g		2.5

「日本食品標準成分表」2020年版（八訂）より算出

成されるため、欠乏症はほとんど見られません。ビオチンが欠乏すると、体重減少、皮膚炎、脱毛、食欲不振となることが知られています。

● ビタミンC

　ビタミンCは、化学名をアスコルビン酸といい、生体内の酸化還元反応に広く関与しています。還元型のアスコルビン酸が酸化型のデヒドロアスコルビン酸に変換される際に遊離した水素がほかの物質の還元に働くことで抗酸化作用を発揮します。この抗酸化作用により、動脈硬化やがんの予防に重要な働きを担うことになります。

　皮膚や骨などの結合組織を作っているたんぱく質の主成分であるコラーゲンの生成においては、コラーゲン分子の中のアミノ酸の水酸化反応に重要な働きをします。また、副腎皮質ホルモンの合成やチロシンの代謝に必要であり、体内のさまざまな化学反応に関与しています。

　副腎皮質ホルモンは、ストレスがかかった際の生体防御反応に重要な働きをするため、ストレスを抱えているときには、十分にビタミンCを摂取することが大切です。多くの動物は、体内でビタミンCを合成することができますが、ヒト、サルなど一部の動物は、ビタミンCを体内で合成することができません。このため、必ず食事から摂取する必要があります。

　食品では、主に野菜類、果実類、いも類に含まれます。ビタミンC は水に溶けやすく、熱や光にも弱い性質がありますが、いも類に含まれるビタミンCは加熱に強いという特徴があります。

【ビタミンCの働き】
- ●酸化を防いで老化や動脈硬化を予防する
- ●副腎皮質ホルモンの合成を助ける
- ●コラーゲンの生成に必要
- ●鉄の吸収を促進させる

【欠乏と過剰摂取 】
　ビタミンCが不足すると、コラーゲンが十分に生成されずに壊血病となり、

用語解説　酸化還元反応：2種類の物質の間で電子、酸素原子、水素原子の授受が行われる化学反応。一方の物質が電子などを放出して酸化すると、他方の物質はこれを受け取って還元されます。

出血、骨形成不全、成長不全などが現れます。喫煙する人やストレスにさらされている人は、それ以外の人に比べてビタミンCを代謝する量が多いことが知られています。また、受動喫煙の場合に血液中のビタミンC濃度が低くなるという報告があります。当てはまる人は、より多くビタミンCを摂取する必要があります。

表 5-13 ビタミンCの食事摂取基準（mg/日）

年齢（歳）	男性	女性
	推奨量	
1～2	40	
3～5	50	
6～7	60	
8～9	70	
10～11	85	
12～14	100	
15～17	100	
18～29	100	
30～49	100	
50～64	100	
65～74	100	
75～	100	

資料：「日本人の食事摂取基準」2020年版

図 5-15 食品のビタミンC含有量

食品名／食品の重量	ビタミンC含有量（mg）
赤ピーマン 50g	85
芽キャベツ 50g	80
ブロッコリー 50g	70
柿 100g	70
菜の花 50g	65
キウイフルーツ 90g（1個）	64
カリフラワー 50g	41
ゴーヤ 50g	38
いちご 50g	31
じゃがいも 100g（1個）	28

「日本食品標準成分表」2020年版（八訂）より算出

ビタミンの機能とほかの栄養素との関係

(1) 補酵素

　酵素が働くときに、分子量の少ない化合物が酵素に結合して、化学反応における触媒機能を示すことがあります。この分子量の少ない化合物のうち、結合が弱く遊離するものを補酵素といいます。多くの水溶性ビタミン、特にビタミンB群は補酵素の成分として働いています。

　ビタミンB群の摂取量が不足すると補酵素が供給されないため、補酵素を必要とする酵素の働きが低下し、酵素の働きが低下すると、その酵素が関与する代謝系が進まなくなるため、体内で必要な物質が作れなくなる、不要な物質が過剰にたまる、といった代謝障害が現れます。

(2) 抗酸化ビタミン

　体内でのエネルギー産生には酸素が必要で、微量ながら活性酸素を生じます。活性酸素は、生体に強いストレスを与え、動脈硬化やがんなどを引き起こす原因となります。ヒトの体には、酵素によって活性酸素を消去する働きが備わっており、また、食品中の抗酸化物質を摂取することで活性酸素の働きを抑制することができます。抗酸化物質として代表的なものには、ビタミンC、ビタミンE、カロテノイドがあります。

(3) エネルギー代謝とビタミン

　体内でエネルギー源となる栄養素は、糖質、脂質、たんぱく質です。エネルギー代謝は、解糖系、TCA回路(クエン酸回路)、電子伝達系があり、こうしたエネルギー産生経路には、さまざまなビタミンが補酵素として関わっています。このため、エネルギー代謝が盛んに行われるときは、ビタミン摂取量も増やさなくてはなりません。

　グルコースからエネルギーが産生される糖質代謝では、ビタミンB_1、ビタミンB_2、ナイアシン、パントテン酸などの各ビタミンが補酵素として働きます。また、体脂肪を構成するトリアシルグリセロールがエネルギーとして利用される際には、パントテン酸、ビタミンB_2、ナイアシンが補酵素として働きます。たんぱく質がエネルギーとして利用される場合には、ビタミンB_6が補酵素として働きます。

(4) カルシウム代謝とビタミン

　腸管でのカルシウムの吸収や骨の代謝回転、腎尿細管でのカルシウムやリン

の再吸収を促すのは、活性型ビタミンDです。また、骨の構成成分であるコラーゲンの合成にはビタミンC、骨に含まれるたんぱく質の生成にはビタミンKが必要です。

(5) ビタミンに似た物質

ビタミンは、代謝に必要な低分子の有機化合物です。一方、ビタミンではなく、ビタミンに類似した作用を持つものがあり、これをビタミン様物質といいます。

ビタミン様物質には、**表5-14**のようなものがあります。

| 表 5-14 | 主なビタミン様物質の種類

名称	働き	主に含まれる食品
コエンザイムQ（ユビキノン）	抗酸化作用がある。細胞内ミトコンドリアに存在し、エネルギー産生を円滑に行う。ヒトの体内でも合成される。	レバー、牛肉、豚肉、かつお、まぐろ
コリン	「脂肪肝や動脈硬化を予防する」「高血圧を予防する」などといわれている。リン脂質の構成成分である水溶性成分。	レバー、卵、大豆、ささげ、牛肉、豚肉
ビタミンP	血中の中性脂肪やコレステロール値の改善、血圧上昇の抑制などが報告されている。バイオフラボノイドともいう。	ミカン、レモン、オレンジ、あんず、そば
イノシトール	「脂肪肝や動脈硬化を予防する」「脳細胞に栄養素を与える」などといわれている。リン脂質の構成成分。	オレンジ、メロン、スイカ、グレープフルーツ、小麦胚芽
パラアミノ安息香酸	「肌の老化防止や美肌効果、日焼け防止などの効果がある」とされている。アミノ酸の一種で、葉酸の構成成分のひとつ。	レバー、卵、牛乳、玄米、胚芽パン
ビタミンU	胃粘膜を保護し、胃潰瘍を治す力があるため、胃腸薬に使用されている。新鮮なキャベツに含まれる抗消化性潰瘍因子。	キャベツ、レタス、セロリ、青のり
リポ酸	「疲労回復によい」「運動時によい」といわれている。エネルギー代謝に関与し、補酵素として働く。生体反応に必須であり、体内でも生合成できる。	レバー、酵母
ビタミンB13（オロット酸）	「脂肪肝予防や老化防止の効果がある」といわれている。ビタミンB12や葉酸の代謝を助ける働きがある。	根菜類、小麦胚芽、ビール酵母
カルニチン	「ダイエットに効果がある」「脂肪を燃やす」といわれている。エネルギー代謝に必須の成分。哺乳類は、生合成できる。	羊肉、牛肉

第 **6** 章

ミネラル

学習のポイント

「日本人の食事摂取基準」に記載のある13種類のミネラルとその他のミネラルについて、その特徴、欠乏と過剰摂取、また「日本人の食事摂取基準」における摂取量、含まれる食品について学びます。

- ミネラルの生理作用を理解する。
- ミネラル13種類の特徴と主な働きについて理解する。
- 各ミネラルの欠乏と過剰により、からだにどのような影響があるのかを知る。
- 各ミネラルの日本人の食事摂取基準2020における摂取量と含まれる食品について理解する。
- 日本人の食事摂取基準では摂取量が定められていないその他のミネラルについてその働きを知る。

ミネラル

ミネラルの機能

　ヒトの体重の4％程度はミネラルです。 ビタミンとともに体内の重要な生理作用を担っています。生体に必要と考えられているミネラルは約30種類といわれていますが、そのうち食事摂取基準が示されているのは13種類です。このうち、カルシウム、カリウム、リン、ナトリウム、マグネシウムは、体内の存在量が多いことから多量ミネラルといい、これら以外を微量ミネラルといいます。

　ミネラルの機能は大きく分けて3つあります。

◆ 骨や歯の成分となります

　骨重量の約3分の1は、コラーゲン（たんぱく質）、残り3分の2は、カルシウム、リン、マグネシウムなどです。骨はカルシウムなどのミネラルによって強度を増します。

◆ 細胞内外液の主要な電解質です

　カリウム、ナトリウム、カルシウム、マグネシウム、リンなどは体内の水分に溶解して存在し、体液の浸透圧の調整やpHの維持に役立っています。

ミネラルの吸収率に影響を与える要因

　ミネラルの吸収率は、さまざまな要因によって影響をうけます。カルシウムの吸収促進に働くものは、成長期や妊娠期・授乳期、運動、日光浴、成長ホルモン、カゼインホスホペプチド、乳糖、オリゴ糖、ビタミンD、n-3系多価不飽和脂肪酸などがあり、吸収抑制に働くものは高齢化、閉経、シュウ酸、食物繊維、過剰のリン摂取、食塩、アルコール、カフェイン、喫煙などがあります。鉄の場合は、非ヘム鉄の場合、共存するビタミンCや動物性たんぱく質によって吸収は促進され、カルシウム、ポリフェノール、食物繊維などで阻害されます。一方、ヘム鉄の場合は、一般に吸収阻害物質の影響は受けないとされています。栄養素は、ヒトに必要なものですが、過剰に摂取すると過剰症の心配があるだけでなく、他の栄養素の吸収に影響がでる場合もあるのです。

◆ 生理活性成分の構成因子です

ごく微量で各種成分の活性化因子として作用します。

表 6-1 主なミネラルの種類

	元素名	体内分布	生理作用
多量ミネラル	カルシウム(Ca)	大部分が骨	骨・歯の構成成分、神経伝達、筋肉の収縮、血液凝固など
	リン(P)	約80%が骨、その他、筋肉など	骨・歯の構成成分、ATPや補酵素の成分、pHの調節など
	マグネシウム(Mg)	約半分が骨、その他、筋肉など	骨の形成、筋肉の収縮、酵素の活性化など
	ナトリウム(Na)	主に細胞外液中	浸透圧や体液のpHの調節
	カリウム(K)	主に細胞内液中	浸透圧の維持、神経刺激の伝達など
微量ミネラル	鉄(Fe)	3分の2がヘモグロビン、その他、鉄たんぱく質(フェリチン)など	酸素の運搬、赤血球中の構成成分
	亜鉛(Zn)	筋肉、骨、肝臓など	細胞の形成、ホルモンの合成、酵素の安定化、活性化
	銅(Cu)	筋肉、肝臓、脳など	活性酸素の除去、鉄の代謝に働く
	マンガン(Mn)	肝臓など	酵素の成分、骨の代謝に関わる
	ヨウ素(I)	甲状腺など	甲状腺ホルモンの成分、細胞の新陳代謝を促す
	セレン(Se)	肝臓、腎臓など	抗酸化作用
	クロム(Cr)	筋肉、皮膚、肺など	糖代謝の調節
	モリブデン(Mo)	肝臓など	補酵素の成分、尿酸の代謝に関与

カルシウム

　カルシウムは、体重の1～2％を占め、体内に最も多く存在するミネラルです。体内のカルシウムのうち、99％は骨や歯の構成成分になっています。残りの1％は、血液や組織中にカルシウムイオンとして存在します。これらは、機能カルシウムと呼ばれ、血液凝固、筋肉収縮、神経刺激伝達、生体膜の物質透過などの役割を持ち、酵素の成分にもなります。

　機能カルシウムは、生命維持に欠かせないため、血中カルシウム濃度は、各種ホルモンや活性型ビタミンDによって一定に保たれています。カルシウムの吸収率は、平均すると約25％程度ですが、年代などによって大きく異なります。骨の成長が活発となりカルシウム蓄積が増える思春期は約45％です。

　また、妊婦や授乳婦でも吸収率は増加します。体内の活性型ビタミンDは、カルシウムの吸収を高める作用があります。

【欠乏症と過剰症】

　カルシウムの欠乏が長期にわたると骨中のカルシウムが減少し、骨折などの原因となります。また、閉経後の女性はホルモンの変化により骨粗しょう症

表 6-2 　**カルシウムの食事摂取基準（mg/日）**

年齢（歳）	男性		女性	
	推奨量	耐容上限量	推奨量	耐容上限量
1～2	450	–	400	–
3～5	600	–	550	–
6～7	600	–	550	–
8～9	650	–	750	–
10～11	700	–	750	–
12～14	1,000	–	800	–
15～17	800	–	650	–
18～29	800	2,500	650	2,500
30～49	750	2,500	650	2,500
50～64	750	2,500	650	2,500
65～74	750	2,500	650	2,500
75～	700	2,500	600	2,500

資料：「日本人の食事摂取基準」2020年版

になりやすくなります。カルシウムを十分摂取すること、ビタミンDの摂取や適度な運動により骨のカルシウム密度を上げておくことが重要です。

一方、カルシウムを過剰に摂取すると、泌尿器系の結石、ミルクアルカリ症候群、ほかのミネラルの吸収抑制となる場合があります。

図6-1　食品のカルシウム含有量

食品名／食品の重量		カルシウム含有量（mg）
干しえび	5g	355
いわし丸干し	50g	220
牛乳	180g	198
ししゃも	50g	165
モロヘイヤ	50g	130
プロセスチーズ	20g	126
ヨーグルト（全脂無糖）100g		120
うなぎ蒲焼	80g	120
木綿豆腐	100g（1/3丁）	93
小松菜	50g	85
チンゲン菜	50g	50
切り干し大根	10g	50
干しひじき	5g	50

「日本食品標準成分表」2020年版（八訂）より算出

図6-2　骨形成と骨吸収

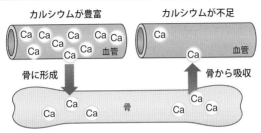

骨（こつ）形成と骨吸収

骨組織は、骨吸収と骨形成を繰り返す、というリモデリングサイクルを一生涯行っています。骨組織には、骨形成（骨をつくる）のための骨芽細胞と骨吸収（骨をこわす）のための破骨細胞が存在します。

骨形成と骨吸収のバランスがとれているときは、骨の健康は維持されます。血中カルシウム濃度が低下すると、パラトルモンという副甲状線ホルモンの分泌が促進されます。これにより、活性型ビタミンＤの産生が増加され、腸管からのカルシウム吸収を促進し、骨吸収（骨を壊す）を促進して、カルシウムやリンの骨からの溶出を増大させます。血中カルシウム濃度が上昇すると、甲状腺からカルシトニンが分泌され、骨吸収を抑え、骨形成（骨をつくる）を促進し、血中カルシウムの骨への移行を促進します。

女性ホルモンのエストロゲンは、骨吸収に対して抑制的に働くため、更年期過ぎの女性では、エストロゲン不足によって骨吸収が促進され骨粗しょう症になりやすくなります。

リン

リンは、カルシウムに次いで体内に存在する量が多いミネラルです。体内のリンの約85％は骨や歯の構成成分となっており、14％が筋肉などに、1％が細胞内液や細胞外液、細胞膜に存在しています。

リンはATPや核酸、リン脂質、補酵素などの構成成分であり、また、体液や細胞内の水素イオン濃度の維持にも関与しています。リンの吸収率は、成人の場合で60〜70％であり、食事に含まれるリンが増えると体内への取り込みも増加します。

【欠乏症と過剰症】

　リンが欠乏すると、骨軟化症、くる病、発育不全などを起こしますが、通常の食生活をしている人であれば、通常はリンが欠乏することはまれです。

表 6-3 リンの食事摂取基準（mg/日）

年齢（歳）	男性		女性	
	目安量	耐容上限量	目安量	耐容上限量
1〜2	500	–	500	–
3〜5	700	–	700	–
6〜7	900	–	800	–
8〜9	1,000	–	1,000	–
10〜11	1,100	–	1,000	–
12〜14	1,200	–	1,000	–
15〜17	1,200	–	900	–
18〜29	1,000	3,000	800	3,000
30〜49	1,000	3,000	800	3,000
50〜64	1,000	3,000	800	3,000
65〜74	1,000	3,000	800	3,000
75〜	1,000	3,000	800	3,000

資料：「日本人の食事摂取基準」2020年版

図 6-3 食品のリン含有量

食品名／食品の重量		リン含有量（mg）
金目鯛	80g	392
うなぎ蒲焼	80g	240
かつお（春）	80g	224
めばちまぐろ	80g	216
ごはん（玄米）	150g（1杯）	195
鶏ささみ	80g	192
真鯛（養殖）	80g	192
まいわし	80g	184
わかさぎ	80g	175
牛乳	180g	167
プロセスチーズ	20g	146
ロースハム	40g	112

「日本食品標準成分表」2020年版（八訂）より算出

第6章 ミネラル

リンを過剰に摂取した場合、**副甲状腺機能の亢進**を引き起こします。過剰摂取が長期間続くと、カルシウムの腸管吸収が阻害されます。また、急激な血中リン濃度の上昇によって血中カルシウムイオンが減少し腎結石や慢性腎不全の一因になるほか、加齢に伴う骨折の危険度が増加する場合があります。

　一般にたんぱく質含有量の多い食品はリン含有量も多い傾向があります。また、食品添加物である各種リン酸塩が、加工食品や清涼飲料水などの酸味成分として使用されており、加工食品や清涼飲料水を多く摂取する人は、リンの過剰摂取に注意する必要があります。

マグネシウム

　成人の体内には、約25gのマグネシウムが存在しています。そのうち50〜60%は骨、20〜30%は筋肉、残りは脳、神経、体液に存在しています。マグネシウムは、骨の重要な成分であるとともに、300種類以上の酵素の活性化に関与しています。筋肉の収縮に関与するほか、体内の生合成反応や代謝反応に必

年齢（歳）	男性	女性
	推奨量	推奨量
1〜2	70	70
3〜5	100	100
6〜7	130	130
8〜9	170	160
10〜11	210	220
12〜14	290	290
15〜17	360	310
18〜29	340	270
30〜49	370	290
50〜64	370	290
65〜74	350	280
75〜	320	260

表 6-4　**マグネシウムの食事摂取基準（mg/日）**

資料：「日本人の食事摂取基準」2020年版

用語解説 **副甲状腺機能の亢進**：副甲状腺の過形成により、副甲状腺ホルモンの分泌量が増加して骨吸収が高まり、骨密度の低下を示すことをいいます。

図 6-4	食品のマグネシウム含有量	
食品名／食品の重量		マグネシウム含有量(mg)
ごはん(玄米)	150g(1杯)	74
牡蠣(養殖)	80g	52
そば(ゆで)	180g	49
豆乳	180g	45
ほうれん草	50g	35
干しひじき	5g	32
アーモンド(乾)	10g	29
いわし	80g	24
落花生(いり)	10g	20

「日本食品標準成分表」2020年版(八訂)より算出

須の成分です。マグネシウムは、摂取量のうち30〜50％が小腸で吸収されます。

【欠乏症と過剰症】

　マグネシウムは、一般の食品に広く分布しており、通常の食生活で欠乏することはほとんどありませんが、アルコール中毒により腎臓からの排泄が増加した場合などに欠乏となる場合があります。

　マグネシウムが欠乏すると、低カルシウム血症、筋肉のけいれん、冠動脈の収縮などの症状が見られ、慢性的な欠乏では、虚血性心疾患などの心臓血管の障害、骨粗しょう症、糖尿病などの生活習慣病のリスクが上昇する可能性があるとされています。

　マグネシウムは、過剰に摂取しても腎臓から速やかに排泄されますが、サプリメントなどの過剰摂取により、軟便や下痢などの消化器症状が出る場合があります。また、腎機能に障害がある場合は、血中マグネシウム濃度が高くなり、排尿障害、倦怠感、嘔吐、筋力低下などの症状が出ることがあります。

ナトリウム

　生体内のナトリウムは、50％が細胞外液、40％が骨、10％が細胞内液に存在しています。ナトリウムの体内濃度は、食事からの摂取と尿中への排泄によって調節され、浸透圧や体液のpHの調節などの生理作用を持ち、血圧を維持しています。体内のナトリウム濃度が低下すると、レニン-アンジオテンシン-アルドス

テロン系という機構が働き、体内ナトリウム濃度と血圧を調節します。長期にわたってナトリウムを過剰摂取し、さらにレニン-アンジオテンシン-アルドステロン系の調節が効かなくなると、腎臓のナトリウム排泄能力が低下して、高血圧となります。

【欠乏症と過剰症】

ナトリウムが欠乏すると、血圧低下、脱水症、低ナトリウム血症などを引き起こします。大量の発汗や下痢、嘔吐を繰り返すと水分と電解質が失われるため、ナトリウムの補給が必要になります。ナトリウムの過剰摂取は、細胞外液の陽イオンの大半を占めるナトリウムの量が増え一定の濃度を保つために水分が貯留されるため、高血圧の原因となります。また、胃がんの発生リスクが高まることが知られています。

【ナトリウムの食塩換算方法】

食塩相当量（g）＝ナトリウム量（mg）× 2.54 ÷ 1000

ナトリウム400mgが食塩約1gとなります。

表 6-5　**ナトリウムの食事摂取基準（食塩相当量 g/日）**

年齢(歳)	男性	女性
	目標量	目標量
1〜2	3.0未満	3.0未満
3〜5	3.5未満	3.5未満
6〜7	4.5未満	4.5未満
8〜9	5.0未満	5.0未満
10〜11	6.0未満	6.0未満
12〜14	7.0未満	6.5未満
15〜17	7.5未満	6.5未満
18〜29	7.5未満	6.5未満
30〜49	7.5未満	6.5未満
50〜64	7.5未満	6.5未満
65〜74	7.5未満	6.5未満
75〜	7.5未満	6.5未満

資料：「日本人の食事摂取基準」2020年版

図 6-5	食品の食塩相当量含有量	
食品名／食品の重量		**食塩相当量(g)**
味噌	18g(大さじ1)	2.2
まいわし 丸干し	50g	1.9
蒸しかまぼこ	50g	1.3
魚肉ハム	50g	1.2
かに風味かまぼこ	50g	1.1
たらこ	20g	0.9
ロースハム	40g	0.9
さつま揚げ	50g	0.9
カマンベールチーズ	40g	0.8
ソーセージ	40g	0.8
食パン	70g(1枚)	0.8
あさり	30g(正味、約10個)	0.7
つくだ煮(こんぶ)	10g	0.7
プロセスチーズ	20g	0.6
しらす干し(微乾燥品)	10g	0.4
カットわかめ	1g	0.2

「日本食品標準成分表」2020年版(八訂)より算出

カリウム

　生体内のカリウムは、98％が細胞内、2％が細胞外に存在しています。カリウムは、浸透圧の維持、神経刺激の伝達や筋肉の収縮など、生命維持に重要な役割を担っており、食事からの摂取と尿中への排泄によって調節されています。また、カリウムは腎臓の尿細管においてナトリウムの再吸収を抑制することから血圧降下作用があり、ナトリウムの排泄が増えることから水分排泄も増えるため利尿作用もあるとされています。

【カリウムの欠乏症と過剰症】

　カリウムは、通常の食事で欠乏することはありませんが、下痢が続いたり、脱水症状となると欠乏する場合があります。カリウムが欠乏すると筋力減退、心肺機能の低下などを引き起こします。また、腎臓疾患などでカリウムの排泄に支障が生じ、血中カリウム濃度が上昇すると疲労感、精神・神経障害、不整脈などを引き起こします。

表 6-6 カリウムの食事摂取基準（mg/日）

年齢（歳）	男性		女性	
	目安量	目標量	目安量	目標量
1〜2	900	–	900	–
3〜5	1,000	1,400以上	1,000	1,400以上
6〜7	1,300	1,800以上	1,200	1,800以上
8〜9	1,500	2,000以上	1,500	2,000以上
10〜11	1,800	2,200以上	1,800	2,000以上
12〜14	2,300	2,400以上	1,900	2,400以上
15〜17	2,700	3,000以上	2,000	2,600以上
18〜29	2,500	3,000以上	2,000	2,600以上
30〜49	2,500	3,000以上	2,000	2,600以上
50〜64	2,500	3,000以上	2,000	2,600以上
65〜74	2,500	3,000以上	2,000	2,600以上
75〜	2,500	3,000以上	2,000	2,600以上

資料：「日本人の食事摂取基準」2020年版

図 6-6 食品のカリウム含有量

食品名／食品の重量	カリウム含有量（mg）
じゃがいも　100g（1個）	410
さわら　　　　　80g	392
バナナ　　100g（1本）	360
ほうれん草　　　50g	345
かつお　　　　　80g	304
キウイフルーツ　90g（1個）	270
納豆　　40g（1パック）	264
トマト　120g（1/2個）	252
春菊　　　　　　50g	230
りんご（皮なし）120g（1/2個）	144
木綿豆腐　100g（1/3丁）	110

「日本食品標準成分表」2020年版（八訂）より算出

鉄

　生体内に存在する鉄は約4g、そのうち80％は機能鉄と呼ばれ、赤血球中のヘモグロビンやミオグロビンの構成成分であり、酸素の運搬や保持に関与しています。残りの20％は貯蔵鉄といい、肝臓、脾臓、骨髄などで鉄たんぱく質のフェリチンやヘモジデリンとして蓄えられます。食品中では、動物性食品に含まれるヘム鉄と、それ以外の穀類や野菜、豆類などの植物性食品、鶏卵や乳製品に含まれる非ヘム鉄があります。ヘム鉄は、小腸から吸収され非ヘム鉄よりも吸収率が高く、一方、非ヘム鉄は、ビタミンCによって最終的に二価鉄に変換されて吸収されます。

【欠乏症と過剰症】

　鉄が欠乏すると、ヘモグロビンの生成が十分に行われないため、貧血となります。鉄欠乏性貧血は、慢性的な鉄摂取量の不足、月経過多や出血、成長期や妊娠期に鉄の供給が追い付かないことで起こります。症状としては、顔面蒼白、動悸、息切れ、めまい、全身倦怠感、浮腫、立ちくらみ、スプーンネ

表 6-7	鉄の食事摂取基準（mg/日）					
年齢(歳)	男性		女性			
	推奨量	耐容上限量	月経なし推奨量	月経あり推奨量	耐容上限量	
1〜2	4.5	25	4.5	–	20	
3〜5	5.5	25	5.5	–	25	
6〜7	5.5	30	5.5	–	30	
8〜9	7.0	35	7.5	–	35	
10〜11	8.5	35	8.5	12.0	35	
12〜14	10.0	40	8.5	12.0	40	
15〜17	10.0	50	7.0	10.5	40	
18〜29	7.5	50	6.5	10.5	40	
30〜49	7.5	50	6.5	10.5	40	
50〜64	7.5	50	6.5	11.0	40	
65〜74	7.5	50	6.0	–	40	
75〜	7.0	50	6.0	–	40	

資料：「日本人の食事摂取基準」2020年版

イルなどがあげられます。

　過剰症としては、便秘や胃腸の不快感などがあります。通常、余分な鉄は排泄されるため、一般的には過剰症の心配はありませんが、サプリメントなどで過剰に摂取すると肝臓に鉄が異常沈着し、肝機能障害を起こす場合があります。

図 6-7　食品の鉄含有量

食品名／食品の重量		鉄含有量(mg)
鶏レバー	50g	4.5
鶏はつ	80g	4.1
豆乳	180g	2.2
牛ヒレ	80g	2.0
まいわし	80g	1.7
かつお	80g	1.5
厚揚げ	50g	1.3
納豆	40g（1パック）	1.3
あさり	30g（正味、約10個）	1.1
ほうれん草	50g	1.0
干しひじき	5g	0.3

「日本食品標準成分表」2020年版（八訂）より算出

亜鉛

　亜鉛は、生体内に約2g存在し、主に骨格筋、骨、皮膚、肝臓、脳、腎臓などに分布しています。亜鉛はたんぱく質との結合によってその生理機能が発揮され、触媒作用として200種類以上の酵素の金属成分として特に重要で、酵素類の安定化、活性化に関与しています。

　亜鉛は、DNAやRNAの合成に不可欠で、不足するとDNAの複製や細胞分裂が抑制されるため、皮膚や粘膜の維持に影響します。ヒトは、舌の表面にある味蕾で味を感じとりますが、味蕾は、約1か月という短いサイクルで細胞が作り替えられるため、亜鉛が不足すると、味蕾を正常に維持できなくなり、味覚異常が起こります。

　また、亜鉛はインスリンの合成に必要なため、亜鉛欠乏により耐糖能が低下するとされています。

表 6-8 亜鉛の食事摂取基準(mg/日)

年齢(歳)	男性		女性	
	推奨量	耐容上限量	推奨量	耐容上限量
1〜2	3	–	3	–
3〜5	4	–	3	–
6〜7	5	–	4	–
8〜9	6	–	5	–
10〜11	7	–	6	–
12〜14	10	-	8	–
15〜17	12	–	8	–
18〜29	11	40	8	35
30〜49	11	45	8	35
50〜64	11	45	8	35
65〜74	11	40	8	35
75〜	10	40	8	30

資料:「日本人の食事摂取基準」2020年版

図 6-8 食品の亜鉛含有量

食品名/食品の重量		亜鉛含有量(mg)
牡蠣(養殖)	80g	11.2
豚レバー	50g	3.5
牛もも(和牛)	80g	3.2
ホタテ貝	80g	2.2
ラムロース	80g	2.1
いいだこ(生)	50g	1.6
ごはん(玄米) 150g(1杯)		1.2
まだこ(ゆで)	50g	0.9
納豆 40g(1パック)		0.8

「日本食品標準成分表」2020年版(八訂)より算出

第6章 ミネラル

? 用語解説　**耐糖能**:血糖値が常に一定範囲内となるよう調節する能力をいいます。

亜鉛の吸収率は約30％程度であり、十二指腸と回腸から吸収されますが、食物繊維やシュウ酸などの作用により亜鉛の吸収が阻害される場合があります。

【欠乏症と過剰症】

亜鉛が欠乏すると慢性の下痢、成長障害、皮膚障害、味覚異常などが起こります。通常の食事では、過剰症が生じる可能性はないとされていますが、継続的な多量の亜鉛摂取は、銅の吸収阻害、抗酸化酵素であるスーパーオキシドジスムターゼ(SOD)活性の低下、貧血などを引き起こします。

銅

銅は、生体内に約80mg存在し、その約50％が筋肉や骨、約10％が肝臓に分布しています。主に小腸や十二指腸から吸収され、大部分は門脈を経て肝臓へ運ばれ、セルロプラスミンというたんぱく質と結合して血液で各臓器に運ばれます。銅は、約10種類の酵素の活性に関与しており、亜鉛と同様、**スーパーオキシドジスムターゼ(SOD)**として活性酸素の除去に役立ちます。また、貯蔵鉄が利用されるためには、微量の銅が必要であり、銅が不足すると鉄欠乏性貧血になりやすくなります。

【欠乏症と過剰症】

銅の欠乏症は、通常ではみられませんが、貧血のほか、白血球減少やコレステロール、糖の代謝異常が起きることがあります。先天的な銅代謝異常により銅の欠乏を引き起こすものにメンケス病、銅の過剰となるウィルソン病があります。

用語解説

シュウ酸：カルボキシ基2個がついたカルボン酸で、カルシウムと結合して不溶性の塩を作ります。そのため食品中にこの成分が存在すると、カルシウムなどの吸収率は低下します。
スーパーオキシドジスムターゼ：酵素の一種で活性酸素除去に働きます。具体的には、スーパーオキシドアニオンと水素イオンから過酸化水素の生成を触媒し、この反応によりスーパーオキシドアニオンが消去され、この毒性から生体が保護されます。

表 6-9 銅の食事摂取基準（mg/日）

年齢（歳）	男性		女性	
	推奨量	耐容上限量	推奨量	耐容上限量
1〜2	0.3	–	0.3	–
3〜5	0.4	–	0.3	–
6〜7	0.4	–	0.4	–
8〜9	0.5	–	0.5	–
10〜11	0.6	–	0.6	–
12〜14	0.8	–	0.8	–
15〜17	0.9	–	0.7	–
18〜29	0.9	7	0.7	7
30〜49	0.9	7	0.7	7
50〜64	0.9	7	0.7	7
65〜74	0.9	7	0.7	7
75〜	0.8	7	0.7	7

資料：「日本人の食事摂取基準」2020年版

図 6-9 食品の銅含有量

食品名／食品の重量		銅含有量（mg）
牛レバー	50g	2.65
しゃこ（ゆで）	50g	1.73
ほたるいか（ゆで）	50g	1.49
いいだこ（生）	50g	1.48
牡蠣（養殖）	80g	0.83
あんこう肝	50g	0.50
鶏レバー	50g	0.16

「日本食品標準成分表」2020年版（八訂）より算出

第6章 ミネラル

マンガン

　マンガンは、生体内に12〜20mg存在し、組織や臓器に分布しています。カリウムやリンとともに、骨を作ったり分解する骨代謝に関与しています。マンガンは、鉄と同様の経路で吸収されるため、食事中の鉄含有量が多いとマンガンの吸収は阻害されて吸収率（通常の吸収率は、3〜5％）は低下します。ただし、鉄欠乏性貧血時には、鉄と共に吸収率が上がるという報告もあります。また、多くの酵素の構成成分として働いています。

【欠乏症と過剰症】

　マンガンが欠乏すると、骨代謝、糖質・脂質代謝（糖尿病や脂肪性肥満）、運動機能、皮膚代謝などに影響が及ぶ可能性が高いと指摘されています。

　過剰症としては、食事からの摂取量では問題はありませんが、サプリメントなどによる過剰摂取には注意が必要です。慢性の中毒としてパーキンソン病に似た症状が出たという報告があります。

表6-10 マンガンの食事摂取基準（mg/日）

年齢（歳）	男性		女性	
	目安量	耐容上限量	目安量	耐容上限量
1〜2	1.5	–	1.5	–
3〜5	1.5	–	1.5	–
6〜7	2.0	–	2.0	–
8〜9	2.5	–	2.5	–
10〜11	3.0	–	3.0	–
12〜14	4.0	–	4.0	–
15〜17	4.5	–	3.5	–
18〜29	4.0	11	3.5	11
30〜49	4.0	11	3.5	11
50〜64	4.0	11	3.5	11
65〜74	4.0	11	3.5	11
75〜	4.0	11	3.5	11

資料：「日本人の食事摂取基準」2020年版

図 6-10 食品のマンガン含有量

食品名／食品の重量		マンガン含有量(mg)
ごはん(玄米)	150g(1杯)	1.56
パイナップル	100g	1.33
ライ麦パン	100g	0.87
そば(ゆで)	180g	0.68
モロヘイヤ	50g	0.66
せり	50g	0.62
しょうが	10g	0.50
煎茶(浸出液)	150g(1杯)	0.47
れんこん	50g	0.39

「日本食品標準成分表」2020年版(八訂)より算出

ヨウ素

　ヨウ素は生体内に約25mg存在し、その70 〜 80％は、甲状腺に分布して甲状腺ホルモンを構成しています。甲状腺ホルモンは、交感神経を刺激してエネルギー代謝やたんぱく質合成などの代謝を促す作用があり、ヨウ素はこうした働きに関与しています。特に、発育、骨形成、生殖などの生理的機能をコントロールしており、全身の基礎代謝の向上や細胞の新陳代謝を促す働きがあります。

　食事から摂取したヨウ素は、胃と小腸上部でほぼ100％吸収され、ほとんどが甲状腺に取り込まれます。血漿中などの余ったヨウ素は、最終的に90％以上が尿中に排泄されます。

【欠乏症と過剰症】

　ヨウ素が欠乏すると甲状腺機能が低下し、その影響で甲状腺刺激ホルモンが過剰に分泌されて甲状腺が肥大(甲状腺腫)します。また、妊娠中のヨウ素欠乏は、死産、流産、胎児の甲状腺機能低下を引き起こします。

　甲状腺ホルモンは、ヨウ素が欠乏しても過剰であっても生成が適切にできないため、過剰摂取した場合は、甲状腺機能亢進症(甲状腺中毒症)だけでなく、欠乏時と同様に甲状腺機能低下や甲状腺腫を引き起こします。

表 6-11 ヨウ素の食事摂取基準（μg/日）

年齢（歳）	男性		女性	
	推奨量	耐容上限量	推奨量	耐容上限量
1〜2	50	300	50	300
3〜5	60	400	60	400
6〜7	75	550	75	550
8〜9	90	700	90	700
10〜11	110	900	110	900
12〜14	140	2,000	140	2,000
15〜17	140	3,000	140	3,000
18〜29	130	3,000	130	3,000
30〜49	130	3,000	130	3,000
50〜64	130	3,000	130	3,000
65〜74	130	3,000	130	3,000
75〜	130	3,000	130	3,000

資料：「日本人の食事摂取基準」2020年版

図 6-11 食品のヨウ素含有量

食品名／食品の重量		ヨウ素含有量（μg）
昆布だし（煮出し）	150g	16,500
まこんぶ（素干し）	5g	10,000
干しひじき	5g	2,250
まだら	80g	280
めかぶ	30g	117
カットわかめ	1g	100
焼のり	3g（1枚）	63

「日本食品標準成分表」2020年版（八訂）より算出

セレン

セレンは、体内に約13mg存在します。抗酸化酵素の成分となるほか、25種類のセレンを含んだたんぱく質が存在します。食品中のセレンの多くは、セレノメチオニン、セレノシステインなどのアミノ酸に結合して存在します。吸収率は、結合しているアミノ酸の種類によって異なります。

セレン含有量の多い食品は魚介類で、日本では主に魚介類や穀類からセレンを摂取しており、不足することは少ないとされています。

【欠乏症と過剰症】

セレンの欠乏症では、中国東北部の克山病が知られており、心筋障害が主な症状です。また、成長障害や筋肉萎縮、肝臓障害、免疫力低下などが見られます。過剰症では、慢性セレン中毒として毛髪や爪の脆弱化・脱落、胃腸障害、皮疹、疲労感、神経系異常などがあります。

表 6-12 セレンの食事摂取基準（μg/日）

年齢（歳）	男性		女性	
	推奨量	耐容上限量	推奨量	耐容上限量
1〜2	10	100	10	100
3〜5	15	100	10	100
6〜7	15	150	15	150
8〜9	20	200	20	200
10〜11	25	250	25	250
12〜14	30	350	30	300
15〜17	35	400	25	350
18〜29	30	450	25	350
30〜49	30	450	25	350
50〜64	30	450	25	350
65〜74	30	450	25	350
75〜	30	400	25	350

資料：「日本人の食事摂取基準」2020年版

第6章 ミネラル

図 6-12 **食品のセレン含有量**

食品名／食品の重量		セレン含有量(μg)
まがれい	80g	88
きはだまぐろ	80g	59
まさば	80g	56
スパゲッティ	80g	50
めかじき	80g	47
ぶり	80g	46
まいわし	80g	38
牡蠣（養殖）	80g	37

「日本食品標準成分表」2020年版（八訂）より算出

クロム

　生体内には、約2mgのクロムが存在しています。栄養素として摂取するのは三価クロムであり、強い毒性のある六価クロムは、自然界にはほとんど存在しません。クロムは、インスリン作用を増強するクロモデュリンというオリゴペプチドに結合しています。クロモデュリンは、クロムが結合していないとインスリンを活性する能力がないため、クロムが欠乏するとインスリン作用が低下し、グルコースの処理能力が低下するとされています。

　クロムは小腸から吸収され、鉄結合たんぱく質であるトランスフェリンと結合し、肝臓に運ばれますが、大部分はその後尿中に排泄されます。食事から摂取されたクロムも吸収率は1％程度と極めて低いとされています。

【欠乏症と過剰症】

　欠乏症としては、体重減少、耐糖能不全によるインスリン感受性の低下、脂質代謝異常があげられます。過剰症としては、クロムサプリメントなどによる慢性間質性腎炎、肝障害などが報告されていますが、同時に摂取しているほかのサプリメントや薬の影響もあり、真のクロム過剰症であるかは明確となっていません。

表 6-13 クロムの食事摂取基準（μg/日）

年齢（歳）	男性と女性	
	目安量	耐容上限量
1〜2	−	−
3〜5	−	−
6〜7	−	−
8〜9	−	−
10〜11	−	−
12〜14	−	−
15〜17	−	−
18〜29	10	500
30〜49	10	500
50〜64	10	500
65〜74	10	500
75〜	10	500

資料：「日本人の食事摂取基準」2020年版

図 6-13 食品のクロム含有量

食品名／食品の重量		クロム含有量（μg）
ミルクチョコレート	15g	4
がんもどき	50g	4
まさば	80g	2
あおさ（素干し）	1g	2
刻みこんぶ	5g	2
カレー粉	6g（大さじ1）	1
干しひじき	5g	1

「日本食品標準成分表」2020年版（八訂）より算出

モリブデン

　モリブデンは、成人の体内に約9mg存在します。補酵素の構成成分でキサンチンオキシダーゼなどに含まれ、核酸の代謝においてプリン体を分解し、尿酸となる過程に関与しています。食品中のモリブデンは、モリブデン塩酸として胃と小腸から吸収されます。モリブデン塩酸の吸収率は高く、約90％程度とされ、吸収後すみやかに代謝されて腎臓から排泄されます。

【欠乏症と過剰症】

　モリブデン欠乏症では、完全静脈栄養時に昏睡、頻脈、呼吸数の増加、血漿尿酸及び尿中尿酸の減少などが見られたという報告があります。過剰症は、通常は見られません。

表 6-14 モリブデンの食事摂取基準（µg/日）

年齢(歳)	男性		女性	
	推奨量	耐容上限量	推奨量	耐容上限量
1〜2	10	–	10	–
3〜5	10	–	10	–
6〜7	15	–	15	–
8〜9	20	–	15	–
10〜11	20	–	20	–
12〜14	25	–	25	–
15〜17	30	–	25	–
18〜29	30	600	25	500
30〜49	30	600	25	500
50〜64	30	600	25	500
65〜74	30	600	25	500
75〜	25	600	25	500

資料：「日本人の食事摂取基準」2020年版

図 6-14 食品のモリブデン含有量

食品名／食品の重量		モリブデン含有量(μg)
枝豆(生)	80g	192
そら豆(生)	80g	120
納豆	40g(1パック)	116
ごはん(玄米)	150g(1杯)	51
あずき(ゆで)	50g	45
あられ(米菓)	20g	20

「日本食品標準成分表」2020年版(八訂)より算出

そのほかのミネラル

ミネラルには、ヒトにおける必要性は認められているものの、摂取量は示されていないものに以下のミネラルがあります。

◆ イオウ(S)

イオウの大部分は、食品のたんぱく質として摂取され、体内でアミノ酸に分解されます。髪の毛や爪などに存在するケラチンの中に含まれ、ビタミンやホルモンの構成成分です。

◆ 塩素(Cl)

塩素は、食塩として摂取しています。胃液の塩酸成分として、消化酵素のペプシンを活性化しています。

◆ コバルト(Co)

コバルトは、ビタミンB_{12}の構成成分として発見されたビタミンです。骨髄の造血作用に不可欠のビタミンです。

◆ フッ素(F)

フッ素は、ヒトの骨や歯に存在し、欠乏すると虫歯になりやすくなるとされています。

第 **7** 章

水と電解質の代謝

学習のポイント

水の機能と電解質の代謝について学びます。

- 水の機能と体内における分布、特徴について理解する。
- 物質の溶媒としての働きを理解する。
- 水の体温を調節する機能を理解する。
- ヒトの体における水の出納について理解する。
- 脱水と浮腫について理解する。
- 電解質の分布と浸透圧について理解する。

水と電解質の代謝

水の機能と分布

　ヒトは、食べ物がなくても、水さえあれば1か月近く生きることが可能とされていますが、水を1滴もとらないと、2〜3日で生命を維持することはできなくなります。

　体内の水分(体水分、体液)量は成人男性で体重の約60％です。体水分量は、脂肪の割合が高い女性ではその割合は少なく、同じ理由により肥満の者は、やせの者より体水分量の割合が少なくなります。

　また、年代別では、胎児の体水分量は約85％、新生児で80％、乳児で70％と成人より多く、一方、高齢者の体水分量は50％と少なく、加齢に伴い実質の細胞数が減ること及び、細胞内液の減少が高齢者の体水分量の減少につながっています。

　健康なヒトの体水分量は、適度な摂食や飲水、発汗や排尿によってほぼ一定に保たれており、1日のうちの変動は体重の1％以下です。

(1) 物質の溶媒

　水には、物質の溶媒としての働きがあります。食事から摂取した栄養素は、消化酵素によって高分子から低分子に分解され、吸収された栄養素がエネルギーや他の物質に変換されて利用されるまで、すべて物質が水に溶けた状態で行われます。

　また、体内の水には、ナトリウムイオンやカリウムイオンなどの電解質が溶け込んでおり、これらの電解質は、細胞の浸透圧の維持に働きます。さらに細胞の形状の維持も水の作用によるものです。

(2) 体温の調節

　水は、最も比熱(1gあたりの物質の温度を1℃上げるのに必要な熱量)の大きな物質であり、温まりにくく、冷めにくいという性質を持っています。このため、水は体温を一定に保つのに役立っています。

　また、水は液体から気体になる際に必要な熱量がほかの液体と比べて大きいため、汗が皮膚表面から蒸発するときに多くの熱を奪い、体熱の放散の役割も

(?)　**溶媒**：溶液の成分のうち、他の成分を溶かしている、最も多量に存在する液体物質。
用語解説

担っています。

（3）水の出納

1）供給される水

　体に供給される水には、飲料水、食物中の水分、体内で栄養素がエネルギーになる際に生成される水（代謝水）があり、総量は1日あたり約2,400mlです。成人では、飲料水として摂取する水は1日約1,000ml、食物から摂取する水は、約1,100mlです。代謝水は、糖質、脂質、たんぱく質などがエネルギーに変換される際に酸化されて二酸化炭素と水になることで生成されます。糖質、脂質、たんぱく質の代謝水は、それぞれ1gあたり0.56ml、1.07ml、0.43mlです。通常の食事における消費エネルギー100kcalあたりの代謝水は約12mlであり、成人では1日約300mlの水をエネルギー代謝によって得ています。

2）排泄される水

　体内から排出される水には、尿、糞便、不感蒸泄があり、成人における総排出量は1日約2,400mlです。不感蒸泄とは、皮膚や呼吸器から蒸発している水分のことです。皮膚表面からの水分の蒸発は1日あたり約500ml、呼吸に伴う肺などからの水分の蒸発は約300mlあり、不感蒸泄は1日約800mlです。尿のうち、生体内で代謝により生じる不要物質を排泄するための最低限の尿量を不可避尿といい、残りを随意尿といいます。不可避尿は1日あたり400〜500ml必要です。糞便中の水分量は1日約100ml、尿量は約1,500mlです。

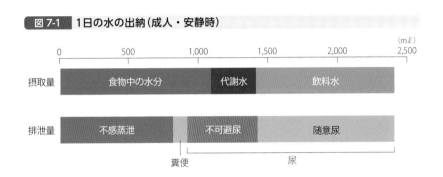

図 7-1　1日の水の出納（成人・安静時）

3）脱水と浮腫

　体液（細胞外液量）が減少した状態を脱水といいます。脱水には高張性脱水（水欠乏型脱水）、低張性脱水（塩欠乏型脱水）があります。

　高張性脱水は、大量の発汗などによりおこりやすくなります。ナトリウムの損失割合よりも水分の損失割合が大きくなり、体液が濃縮されて細胞外液の浸透圧が高くなり、血中ナトリウム濃度が上昇して細胞内液の水分が細胞外に移動します。

　低張性脱水では、脱水した際にナトリウムを含まない水分のみを大量に補給するとおこりやすくなります。水分の損失割合よりもナトリウムの損失割合が大きいため、細胞外液の浸透圧が低下し、水分が細胞外から細胞内へと移動し、細胞内水中毒の状態となります。血液中のナトリウム濃度が低下し、失神など意識障害を生じることもあります。

　浮腫は、組織間液などの細胞外液の水分が異常に増えた状態です。浮腫を引き起こす疾患としては、心機能不全、リンパ管閉塞などの循環障害、肝硬変などの肝障害、糸球体腎炎やネフローゼ症候群などによる腎障害、飢餓などの低栄養があります。

電解質の代謝

（1）電解質の分布

　電解質とは、血液・体液中で電離して陽イオンと陰イオンに分かれる物質で、栄養素としてはミネラルを指します。その溶液は高い電気伝導性を持ちます。細胞外液には、陽イオンとしてナトリウム、カルシウム、陰イオンとして塩素が多く、細胞内液には陽イオンとしてカリウムやマグネシウムが多く存在しています。これによって、体液の量や浸透圧が調節され、体内の水分量が調節されています。

（2）浸透圧

　浸透圧とは、生体膜を境にして電解質濃度（イオン濃度）の異なるときにこの差を一定にしようと働く力をいいます。具体的には、濃度を一定にするために水分が濃度の低い溶液から濃度の高い溶液の方へと移動します。食塩を過剰に摂取すると体液中のナトリウムイオンが増加し、浸透圧が高まります。浸透圧

を元に戻すために飲水量が増え、水分を吸収すると体液が薄まり浸透圧は低下しますが、体液量が増加するために血圧は上昇します。この状態が繰り返し続くことで次第に高血圧となります。

　一方、カリウムにはナトリウムの尿中排泄の促進、交感神経系の抑制、血管平滑筋の弛緩作用があります。そのため、カリウム摂取量を増やすと血圧は低下します。

(3) 体液のpH

　体液のpHは、7.35 〜 7.45の非常に狭い範囲に保たれています。pH7は中性でこれより数値が小さければ酸性、大きければアルカリ性となります。pH7.35以下の酸性状態をアシドーシス、pH7.45以上のアルカリ性状態をアルカローシスといいます。アシドーシスとアルカローシスは共に病的な状態であり、pH6.8以下、あるいはpH7.8以上になると死に至ります。生体の体液のpHが一定に保たれていることを酸塩基平衡といい、細胞外液の緩衝作用や肺での呼吸、腎臓の機能によってpHが調節されています。

！ 重要語句

酸塩基平衡：体液や血液のpHが一定に保たれていること。
緩衝作用：体液中に酸が増えると酸を中和し、塩基（アルカリ）が増えるとアルカリを中和してpHを一定に保つ働きのこと。

第 **8** 章

食品添加物

食品添加物の目的、安全性の評価方法、食品添加物の指定方法と表示方法を学びます。また、食品添加物の主な種類と用途を学びます。

- 食品添加物の目的と定義を理解する。
- 安全性の評価方法について理解する。
- 食品添加物の指定制度、規格と基準について理解する。
- 食品添加物の表示について理解する。
- 食品添加物の主な種類と用途、添加物名について理解する。

食品添加物

食品添加物とは

　食品添加物は、食品衛生法において「食品の製造の過程において、または食品の加工もしくは保存の目的で、食品に添加、混和、湿潤その他の方法によって使用するもの」と定義されています。食品の製造過程で一時的に使用され、最終食品となる前に除かれるものも規制の対象となっています。厚生労働大臣が安全性を確認して、指定した添加物（指定添加物）だけを使用させるポジティブリスト方式によって指定されています。

　食品添加物の指定の手続きは、1996年厚生労働省衛生局の通知「食品添加物の指定および使用基準改正に関する指針」（以下、指針）に示されています。

　食品添加物の条件のひとつは、「消費者に何らかの利点を与えるものでなければならない」とされています。利点は、以下の4つのいずれかに該当することが実証、または確認されていることが必要です。

①食品の製造工程、品質の改良に使用できる（消泡剤、膨張剤、乳化剤、増粘剤など）。

②食品の栄養価を維持するもの（ビタミン、ミネラル、アミノ酸など）

③食品の品質を保持、腐敗・変質を防止できる（保存料、防カビ剤、殺菌剤、酸化防止剤、防虫剤）。

④香味・色調など食品の官能的性質を調整できる（甘味料、調味料、香料、着色料、発色剤、漂白剤など）。

安全性の評価

　化学物質は、摂取量によってはヒトに有害な作用を及ぼすことが知られています。食品添加物も化学物質であるため、一定以上摂取すると、有害作用が表れる可能性は否定できません。そのため、医薬品と同様に特定の目的で意図的に使用されることが必要で、安全性の確認が必要となります。食品衛生法の食品添加物に関する指針では、食品添加物の条件に「人の健康を損なう恐れがないこと」としており、「食品添加物の安全性が要請された使用方法において、実証または確認されること」としています。このため、食品添加物の指定よりも前に、安

全性の評価が実施されています。

　食品添加物の指定を要請するときは、毒性試験、繁殖試験、催奇形性試験、変異原性試験、発がん性試験、抗原性試験、一般薬理試験、食品添加物の体内動態などに関する資料が必要になります。これらの試験データを踏まえ、食品添加物として指定してもよいと判断されたときは、1年間反復投与毒性試験、繁殖試験、催奇形性試験の最大無毒性量(NOAEL)に基づいて食品安全委員会が1日摂取許容量(ADI)を設定し、この1日摂取許容量を超えない範囲で対象食品に添加してよい上限濃度が決められることで、使用基準における、使用量の限度が設定されます。

　こうした一連の安全性の確認は、ラットやマウス等の動物実験に頼らざるを得ないため、食品添加物の使用は、その種類と使用量を必要最小限にするという観点が重要と言えます。

図 8-1　食品添加物の安全性評価と使用基準の設定手順

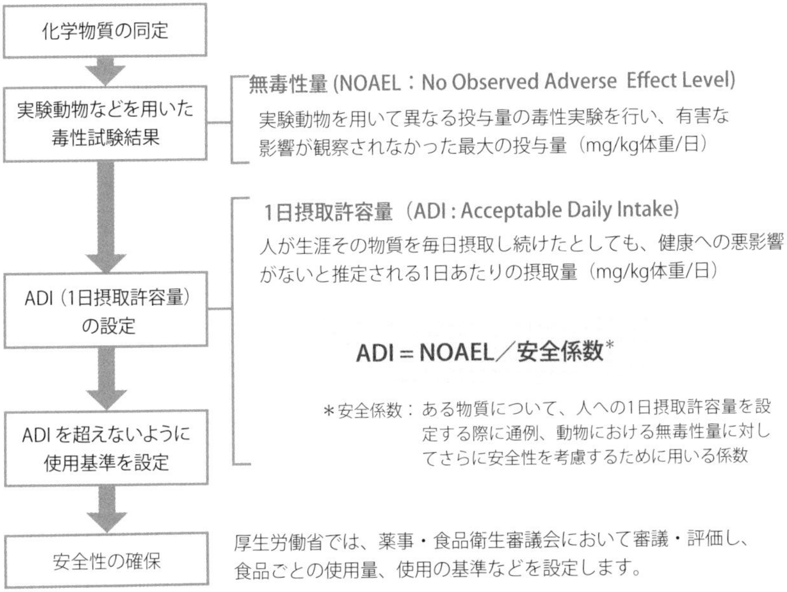

化学物質の同定

↓

実験動物などを用いた毒性試験結果

無毒性量 (NOAEL：No Observed Adverse Effect Level)
実験動物を用いて異なる投与量の毒性実験を行い、有害な影響が観察されなかった最大の投与量（mg/kg体重/日）

↓

ADI（1日摂取許容量）の設定

1日摂取許容量（ADI：Acceptable Daily Intake)
人が生涯その物質を毎日摂取し続けたとしても、健康への悪影響がないと推定される1日あたりの摂取量（mg/kg体重/日）

$$ADI = NOAEL／安全係数^*$$

＊安全係数：ある物質について、人への1日摂取許容量を設定する際に通例、動物における無毒性量に対してさらに安全性を考慮するために用いる係数

↓

ADI を超えないように使用基準を設定

↓

安全性の確保

厚生労働省では、薬事・食品衛生審議会において審議・評価し、食品ごとの使用量、使用の基準などを設定します。

（！）重要語句　使用基準：食品添加物を使用できる対象食品、使用量または残存量、使用目的、使用方法などを規定したもの。なお、安全性が高いとみられる添加物には使用基準は設定されない。
添加物のリストは、http://www.ffcr.or.jp/tenka/index.html を参照のこと。

食品添加物の指定制度

　日本で使用が認められている食品添加物は、指定添加物、既存添加物、天然香料、一般飲食物添加物の4種類があります。指定添加物は、475品目が登録されています（2023年7月26日現在）。添加物として使用できるのは、指定添加物、既存添加物、天然香料、一般飲食物添加物のみです。

指定添加物：安全性を評価した上で厚生労働大臣が指定したもの。
既存添加物：1995年までは天然添加物として許可されていた添加物。1995年の食品衛生法改正前までは天然物は指定対象から除外されていました。当初489品目が対象となっていましたが、その後、安全性に問題があるものや使用実態がないものが削除されています。
天然香料：動植物から得られる天然の物質で、食品に香りをつける目的で使用されるもの。
一般飲食物添加物：一般に食品として飲食に供されているもの。

食品添加物の規格と基準

　食品添加物は、品目ごとに成分の規格、保存、製造、使用などの方法について基準が定められており、適合しない添加物の製造、販売、使用などは禁止されます。食品添加物の規格や基準は「食品添加物公定書」に収載されています。

食品添加物の表示

　食品添加物を使用した場合、食品表示法により表示が義務付けられています。
　表示方法は、原則として使用した添加物の物質名（別名、簡略名、類別名）を表示します。また、保存料、防かび剤、酸化防止剤、発色剤、漂白剤、着色剤、甘味料、増粘剤（安定剤、ゲル化剤、糊料）の用途で使用した添加物は、物質名に用途名を併記することとなっています。例えば、ソルビン酸を保存料として使用した場合「保存料（ソルビン酸）」と表記されます。
　なお、一部の用途の添加物は、通常複数の添加物を配合して使用するため、

表 8-1　生物学的機能別のたんぱく質の分類

単食品表示の免除	免除の理由	食品添加物例
加工助剤	食品の加工工程で使用するが、食品の完成前に除去されたり、最終的にごくわずかな量しか存在せず、食品に影響を与えないもの	油脂製造時に使用されたヘキサン、プロセスチーズ製造時に用いた炭酸水素ナトリウムなど
キャリーオーバー	食品製造の原材料に含まれるが、最終食品では量が少なく、効果を示さないもの	パンの製造に使用するバターに含まれている酸化防止剤
栄養強化剤	通常の食品に含まれる成分であり、FAO*/WHO**などにおいて食品添加物として扱っていないもの	ビタミン類、アミノ酸類、無機質類
小包装食品	表示面積が狭く、表示が難しいもの	
バラ売り食品	包装されていないので、表示が難しいもの	

＊FAO：国際連合食糧農業機関
＊＊WHO：世界保健機関

図 8-2　一括名による表示が認められている用途

香料	調味料	酸味料
苦味料	光沢剤	乳化剤
膨張剤	pH調整剤	酵素
チューインガム軟化剤	イーストフード	ガムベース
かんすい	豆腐凝固剤	

一括名による表示が認められています。この場合「用途名（添加物のグループ名）」を表示します。例えば、「調味料（アミノ酸等）」という表示になります。その他、食品添加物の表示が免除される場合もあります。

食品添加物の種類と用途

（1）保存料

保存料は、食品中の微生物の増殖を抑制することで腐敗や変質を防止し、食中毒を予防する目的で使用されています。

安息香酸、ソルビン酸、デヒドロ酢酸、パラオキシ安息香酸エステル類、ナイシンなど。

（2）防カビ剤

輸入かんきつ類やバナナなどの輸送、貯蔵中にカビの発生を防止するものです。海外では、ポストハーベスト農薬として取り扱われていますが、日本では添加物に分類されています。食品のバラ売りの場合でも値札や棚などに物質名と用途名の記載が必要です。

イマザリル、オルトフェニルフェノール（OPP）、ジフェニル、チアベンダゾールなど。

（3）殺菌料

保存料よりも作用が強く、微生物を死滅させる目的で使用されているものです。食品、飲料水、食器、食品製造用機器・装置などに使用されています。

次亜塩素酸ナトリウム、高度サラシ粉、過酸化水素、過酢酸製剤など。

（4）酸化防止剤

油脂や油脂を多く含む食品は、貯蔵中などに酸化し過酸化物を生じて、異臭や胃腸障害などの健康被害をもたらすことから、酸素による食品の品質低下を防止する目的で使用されています。

また、酸化による褐変や変色によって食品の価値が低下を防ぐことでも使用されています。酸化防止剤の多くはフェノール性化合物で2種類以上併用するほうが効果的であり、クエン酸などの有機酸を用いることで効果が強くなります。また、**静菌**や漂白作用のある亜硫酸塩も酸化防止の目的で広く使用されています。

L-アスコルビン酸、トコフェロール、亜硫酸ナトリウムなどがあります。

静菌：微生物の活動を抑え、増殖や発育を抑制すること。

用語解説

(5) 着色料

食品に着色することで好ましい色調を与え、食品加工に伴う変色や退色を補うことを目的に使用されます。合成着色料と天然着色料に大別されます。合成着色料はタール色素とその他に分けられ、タール色素では、黄色4号、赤色102号、黄色5号がよく利用されています。

天然着色料としては、カラメル色素、ウコン色素などがあります。

(6) 発色剤

発色剤は、食品中の色素と反応してその色を安定化する働きがあり、食品本来の色を長く保持するために使用されます。

亜硝酸ナトリウム、硝酸ナトリウム、硝酸カリウム。

(7) 漂白剤

食品中の色素や褐変物質などを脱色する目的で使用されています。酸化作用によるものと還元作用によるものがあり、酸化漂白剤は、亜塩素酸ナトリウムのみです。還元漂白剤には、亜硫酸ナトリウム、次亜硫酸ナトリウム、二酸化硫黄などがあります。

(8) 甘味料

甘味料は、食品に甘味や風味を与える目的で使用されます。もともと安価でしたが、最近は、摂取エネルギー量の抑制や虫歯予防などを目的に加工食品でよく利用されています。

合成甘味料:アステルパーム、サッカリン、アドバンテーム、スクラロースなど。

天然物由来の甘味料:キシリトール、D-ソルビトールなど。

(9) 調味料

食品にうま味を与えるもので、アミノ酸、核酸、有機酸、無機塩があります。指定添加物と、既存添加物があります。このうち、L-グルタミン酸カルシウム、クエン酸カルシウム、乳酸カルシウム、D-マンニトールに使用基準があります。日本においては最も使用量の多い添加物であり、特にL-グルタミン酸ナトリウムは調味料使用量全体の約85％を占めています。

(10) 香料

食品に香りをつける目的で使用され、指定添加物と天然香料で700品目以上の使用が認められています。指定添加物の中には、エステル類、イソチオシアネート類と総称で登録されているものが含まれており、食品に使用される合成香

料の総数は3000種類を超えています。

　香料は通常複数の香料を混合して使用され、使用量の制限は設けられていません。

（11）栄養強化剤*

　アミノ酸、ビタミン、ミネラルの3種類の栄養成分を強化するものです。必須アミノ酸では、L-ロイシンを除く8種が指定添加物とされているほか、既存添加物にL-ロイシン、L-リジン、L-ヒスチジンがあります。ビタミン類は、指定添加物としてビタミンA、B_1、B_2、B_6、葉酸、ナイアシン、ビオチン、パントテン酸、D、E及びこれらの誘導体などが指定されています。一部に使用基準が定められていますが、栄養強化のための添加物は、表示が免除されています。

（12）その他の食品添加物

　その他の食品添加物として、増粘剤、乳化剤、結着剤など多くの種類があります。

　食品添加物の種類を用途別に分類すると次表のようになります。

| 表 8-2 | 指定添加物の用途別分類 |

食品の品質を保つもの	保存料、防カビ料、殺菌料、酸化防止剤、表面処理剤、防虫剤、被膜剤
食品の嗜好性を高めるもの	着色料、発色剤、漂白剤、色調調整剤、甘味料、調味料、酸味料、香料
食品の製造・加工に用いるもの	増粘剤、乳化剤、品質改良剤、品質保持剤、結着剤、小麦粉処理剤、消泡剤、膨張剤、pH調整剤、製造用剤、醸造溶剤、豆腐凝固剤など
食品の栄養成分を補うもの	栄養強化剤

＊**栄養強化剤**：国際的な添加物の評価機関であるFAO/WHO合同食品添加物専門家会議（JECFA）では、栄養強化剤は、食品添加物としていません。

さくいん

主な参考文献・参考資料

- 「基礎栄養学」改訂第6版 ／ 柴田克己、合田敏尚 編 (南江堂、2020年)
- 「基礎栄養学」／ 川端輝江、庄司久美子 著 (アイ・ケイ コーポレーション、2022年)
- 「食品の安全」改訂第2版 ／ 国立研究開発法人 医薬基盤・健康・栄養研究所 監修、有薗幸司 編集 (南江堂、2018年)
- 「栄養素の通になる」第5版 ／ 上西一弘 著 (女子栄養大学出版部、2022年)
- 日本人の食事摂取基準2020年版 ／ 厚生労働省
  URL: https://www.mhlw.go.jp/stf/newpage_08517.html
  (2023年4月20日現在)
- 食品標準成分表2020年版 (八訂) ／ 文部科学省 (2020年)
- 「代謝ガイドブック：栄養素からエネルギー生成・解毒・排泄までよくわかる (初歩からのメディカル)」／ 霜田幸雄著 (技術評論社、2019年)
- 「栄養解剖生理学：人体の構造と機能及び疾病の成り立ち (栄養科学シリーズ NEXT)」／ 河田光博、小澤一史、上田陽一 編 (講談社、2019年)

一般社団法人日本栄養検定協会

一般の方向けに栄養学を分かりやすく伝え、検定を実施することで、広く人の健康に貢献することを目的に2013年12月に設立。
2017年3月より、栄養検定を実施。

栄養検定3級 公式テキスト

2023年10月27日　初版第1刷発行

著　　　者	一般社団法人日本栄養検定協会	
発　行　人	松崎恵理	
発　　　行	エイチ・アンド・ビー 株式会社	
	〒105-0003　東京都港区西新橋2-4-3　プロス西新橋ビル7階	
	TEL：03-6403-9152	
発　　　売	サンクチュアリ出版	
	〒113-0023　東京都文京区向丘2-14-9	
	TEL：03-5834-2507	
装丁・デザイン・制作	サンルクス株式会社	
イラスト	寺本京子、卯坂亮子	
印　　　刷	株式会社シナノ	

© Japan Nurtrition Testing Association 2023 Printed in Japan
ISBN978-4-8014-9215-8　C2077 ¥2600E